U0350469

中医古籍珍本集成

◎本书出版得到国家古籍整理出版专项经费资助

◎『十一五』、『十二五』国家重点图书出版规划

◎教育部、科技部、国家中医药管理局重点立项

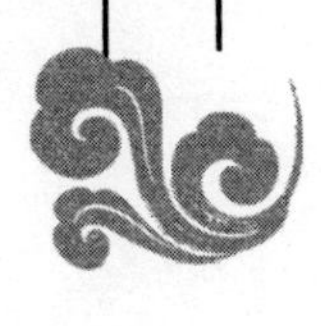

总策划○王国强
总主编○周仲瑛 于文明
常务副总主编○王旭东

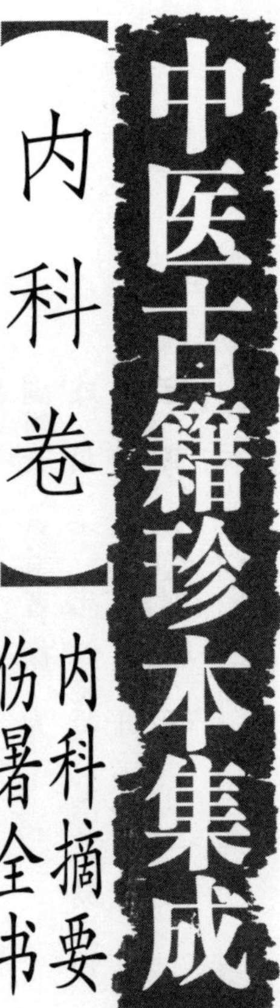

中医古籍珍本集成（续）

【内科卷】

内科摘要
伤暑全书

主　编○薛博瑜
副主编○孙丽霞 王　旭
编　者○（按汉语拼音排序）
何晓瑾 胡雨峰 李春婷 李友白 孙丽霞 汪　悦 王　鹏 王旭东 吴承艳
夏正明 薛博瑜 严　冬 晏婷婷 叶丽红 衣兰杰

湖南科学技术出版社
岳麓书社

《中医古籍珍本集成》编辑小组

组　长〇黄一九　张旭东

副组长〇易言者　徐　为

成　员〇李　忠　鲍晓昕　林澧波　易法银　王跃军　周　妍　郭　升　喻　峰

秘　书〇王跃军　喻　峰

组织单位〇国家中医药管理局

总策划〇王国强

编写单位

主编单位〇南京中医药大学

编纂单位〇（按汉语拼音排序）

安徽中医药大学　北京中医药大学　福建中医药大学　河南中医学院　湖南中医药大学

江西中医药大学　南阳理工学院　山东中医药大学　上海中医药大学　浙江中医药大学

顾问委员会

总顾问〇裘沛然　张灿玾　马继兴　余瀛鳌　宋立人　钱超尘　王洪图

分卷顾问（按汉语拼音排序）

杜　建　段逸山　干祖望　刘道清　彭怀仁　施　杞　唐汉均　田代华

王霞芳　吴贻谷　许敬生　张奇文

指导委员会

主　任〇（按汉语拼音排序）高思华　苏钢强　吴勉华

副主任〇（按汉语拼音排序）

范永升　李　昱　李灿东　王新陆　夏祖昌　谢建群　杨龙会　左铮云

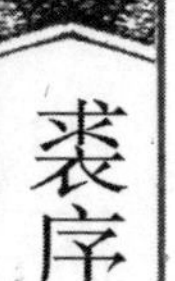

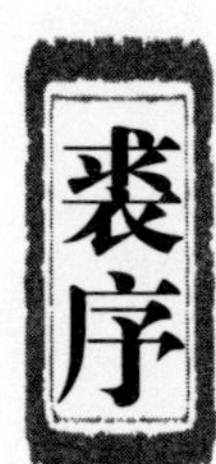

裘序

中医学术，薪火相传，古籍凝聚千年精华；华夏神州，时空更替，文献承载百世医方。珍本扶寿，岂奈束之深闳高阁；秘籍疗伤，不期藏于金匮玉函。古代藏家，视珍本医书为瑰宝；现代规章，纳传世典藏为文物——私藏密封，检阅殊难。祖国医学难以发扬光大，珍本难求，研习无由，亦为阻碍医学进步重要原因之一。

今有国医大师周仲瑛先生、国家中医药管理局于文明副局长，为现代中医研究和教学能有一手素材，为使当代中医学者能够更多地借鉴秘藏典籍，携王旭东、沈澍农诸后学百余人，倾力编纂《中医古籍珍本集成》，得到国内学界极大的欢迎和支持。此乃中国医学史上以古籍原貌面世的一部大型丛书，在中医学史上具有重要的学术传承价值。

随着时代的发展，当代中医文献学研究极为世人瞩目，珍贵版本更多地被发现，现代医学发展对中医学理论和技术有了新的要求。因此，取中医著作的最好版本进行加工整理，以当代优秀编辑出版技术印刷发行，使更多的读者欣赏到藏于秘室的各种中医珍本、善本图书的原貌，同时为古籍研究人员提供珍贵版本资料，为教学单位提供中医古籍原貌，为古文化研究提供医学史料，是中医历史上收集善本、珍本最多的医书集成。而编者所做的导读、校勘、训释，则辨章学术，考镜源流，是指导古籍阅读和利用的现代研究成果。故该书是连接历史、展示古代中医文献研究水平的大型医著。集千年珍贵古籍于

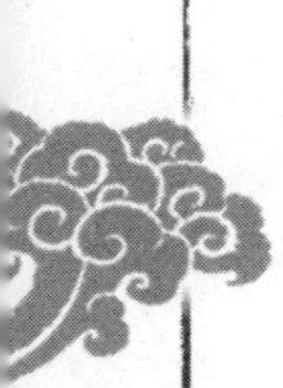

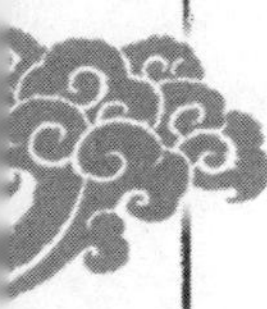

一体，世人将在这部巨大的丛书中得以饱览历史的华彩。

《中医古籍珍本集成》补前贤之遗憾，传文明之大统。这种只有盛世才能完成的伟业，我辈能够担当，实属有幸。前人为民族之昌盛作出了不可磨灭的贡献，为后人留下丰厚的遗产。尽管编纂工作面临着种种困难和艰苦，但是，有仲瑛先生之学识和胆略，辅以后辈之勤勉，勇挑重担，披荆斩棘，定能开拓创新，奋发有为。

中医药事业之所以在海内外享有盛誉，其根本在于它代表着中医药学术的高度和中国人文精神的厚度。作为中医从业者，吾与仲瑛学兄一直在用自己的专业来体现自己对社会、国家和民族的热爱。编者诸君亦志存高远，固本强基，从古籍的保护、传承、传播开始，博采勤求，重视实践，必将为中医学之继承、发扬作出可贵的贡献。

国医大师
上海中医药大学教授
裘沛然

2010 年 1 月

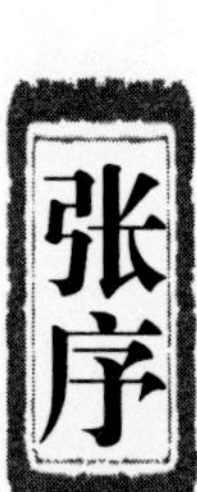

伟哉！医学之道也，肇始于岐黄，繁衍于华夏，会寰宇之精英，铸仁术之宝典，为生生之具，备寿寿之方，历百代而不衰，继千秋而益盛者，赖载道之鸿编，传世之简册也。殆至满清以降，诚可谓汗牛充栋，兰台盈箧。然岁月沧桑，星移斗转，如此国宝佳篇，由于战火屡起，国运不振，藏弃不善，惨遭流散者，损失颇多。仅存种种，或束之高阁，或藏于秘府，世人难得一睹，不胜叹惋之至。

有鉴于此，二十世纪之初，浙省曹炳章先生，约集名贤，汇览群籍，精选其善本、孤本等三百余种，厘定圈点，历三十余载，始成巨著《中国医学大成》，堪为医界之盛举也。然事有未竟，遭逢国难，遂致中止。到二十世纪末，医事复兴，百废待举，岳麓书社及上海科学技术出版社，为适应杏林大业发展之需要，完成曹炳章先生未竟之事，继成《中国医学大成》续编及续集二书，亦颇为学界称道。

今逢盛世，中医药事业蓬勃发展，中医文献备受关注。尘封于馆阁之古籍善本时有新的发现，古籍善本的运用常有新的要求，古籍影印技术不断地提高。为了向中医药临床、科研、教学提供可靠的图书善本和原始数据，今有国医大师周仲瑛教授，携王旭东、沈澍农等百余人，在中医主政者王国强部长、于文明副局长策划襄助下，广泛收集善本、珍本三百余种，秉『辨章学术，考镜源流』之原则，进一步整理研究，续成曹炳章先生未竟之业，目之曰《中医古籍珍本集成》，历时数载，今将问世矣。

该书收国内现存宋、元、明、清等珍善本中医古籍三百余种，计有医经、伤寒金匮、温病、诊断、

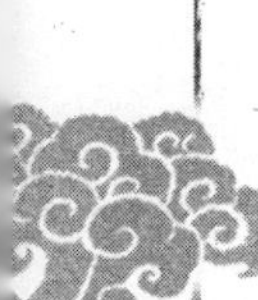
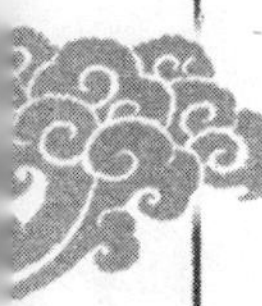

本草、方书、内科、外科、妇科、儿科、五官、针灸、养生、医案医话医论、综合等诸多门类，可谓详而备矣。每一种图书，均是在珍贵善本原样影印的基础上，复予校勘、注释、解读、研究。这既是一个宏大的善本再造工程，又是一个整理研究工程。而尤为重要的是，此项工程，不仅使诸多稀有珍善本古医籍得到了广泛的应用，而且又有利于珍善本的保存，诚可谓一举多得。将为中医药学术的继承发扬，为中医药事业的开拓发展，产生重大的影响。

此项工程如此宏大，其工作之辛劳，任务之繁重，不言而喻。然仲瑛兄具此学识与胆略，辅以编写诸君之勤勉精神，身置书山，足踏荆棘，奋勇有为，终克有成，吾谨为之一谢。

吾与仲瑛兄交谊甚厚，兄承杏林大业，弟虽不才，亦当一助，嘱为书序，谨遵是命，遂不计工拙，聊为此文，以赞以颂。

春风得意花千树，秋实荣登惠万家。

已丑冬至后十日于山左历下琴石书屋

齐东野老 張燦玾 谨序

（张灿玾先生为我国第一批国医大师）

王序

中国传统文化的精华在中医，中医的精华在文献。中医古籍是我国古籍文献的重要组成部分，是中医药学传承数千年绵延至今的知识载体，是现代中医药科技创新和学术进步的源头和根基，是我国最具原创性知识产权的智慧宝库。

我国政府对古籍保护和抢救发掘工作一向高度重视。1981年7月，陈云同志对古籍整理做了重要批示，同年9月，中共中央发布《关于整理我国古籍的指示》，强调『整理古籍，把祖国宝贵的文化遗产继承下来，是一项十分重要的、关系到子孙后代的工作』。2007年，国务院办公厅下发了《关于进一步加强古籍保护工作的意见》(国办发〔2007〕6号)，对全国性古籍保护工作作出了整体部署。2009年国务院发布《关于扶持和促进中医药事业发展的若干意见》(国办发〔2009〕22号)，明确提出『要开展中医药古籍普查登记，建立综合信息数据库和珍贵古籍名录，加强整理、出版、研究和利用』，突出强调了要加强对中医古籍的普查、抢救、整理、研究、出版和利用工作。

由南京中医药大学牵头组织，新闻出版总署、教育部、国家中医药管理局立项的大型中医古籍整理研究项目《中医古籍珍本集成》的出版发行，是落实国务院《关于扶持和促进中医药事业发展的若干意见》的具体行动，标志着国家重视中医事业发展，行业注重强基固本，从学术源头出发振兴中医，具有重要意义。

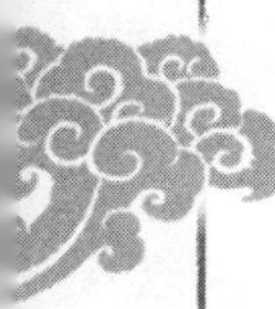
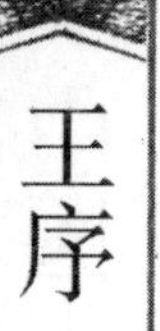

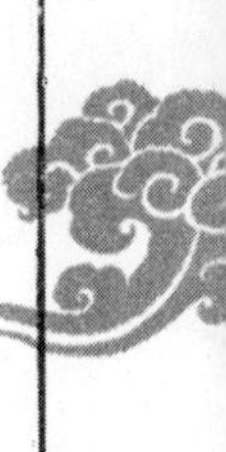
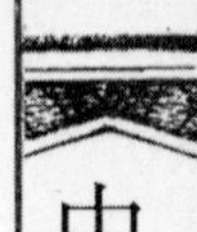

整理和研究中医珍本古籍，是弘扬优秀传统文化的必由之路。中医古籍是我国独具优势的卫生、科技、文化和产业资源，承载着中华民族特有的精神风貌、价值取向、思维方式、审美情趣。对中医古籍进行整理研究，是传承中国固有学术、延续中华民族优秀文化的专门之学和必由之路。

整理和研究中医珍本古籍，是造福子孙后代的千秋大计。中医古籍是中医世代传承发展的见证，是不可再生的珍贵知识资源。历代大规模的古籍整理都是在政府的主持下开展的，中医古籍珍本整理研究，将为中医可持续发展奠定坚实的基础。

整理和研究中医珍本古籍，是保持发挥中医特色优势，提高临床疗效的重要措施。中医学术体系是历代医家发皇古义，融会新知，与时俱进，不断创新而形成的。中医古籍中蕴含着大量防病治病的理论与经验，是临床防治工作取之不尽、用之不竭的宝库。整理和研究中医古籍，充分发挥其中蕴藏的巨大能量，为中医传承发展，保持和发挥中医特色与优势、提高临床疗效提供动力与资源。

整理和研究中医珍本古籍，有强大的政策导向和示范作用。国家对中医文献学科的重视，体现了国家和地方政府重视基础学科，重视学术积淀的高瞻远瞩，对中医药学界有强烈的激励作用。文献学科的研究成果，可以激励类似学科的建设发展。

整理和研究中医珍本古籍，可以更好地为中医教育、科研、产业、文化服务。除了临床医疗、养生保健功效之外，中医古籍还将为现代科学研究提供丰富的线索和素材，为教育、产业、文化提供系统的参考资料，促进中医医疗、保健、教育、科研、产业、文化事业『六位一体』全面、健康、协调发展。

随着时代的发展，当代中医文献学研究有了长足的进步，珍贵版本更多地被发现，现代医学发展也对中医学理论和技术有了新的要求。用中医著作的最好版本进行加工整理，以当代优秀编辑出版技术印刷发行，使更多的读者欣赏到各种藏于深闺的中医珍本、善本图书的原貌，同时为古籍研究人员提供珍贵版本资料，为教学单位提供中医古籍原貌，为传统文化研究提供医学史料。《中医古籍珍本集成》将是中医历史上收集善本、珍本最多的医书集成。而编者所做的导读、校勘、训释，则是辨章学术，考镜源流，指导古籍的阅读和利用的现代研究成果。

南京中医药大学医史文献学科是我国中医古籍文献研究的重要高地，编著出版过《中医学概论》和首版全套中医药教材、《中药大辞典》、《中医方剂大辞典》、《中华本草》等大型中医文献和中医药工具书，学术功底深厚，治学态度严谨，甘于寂寞，乐于奉献。国医大师周仲瑛领衔挂帅，在两百多名学者的全力襄助下，目标鲜明，队伍强大，士气勃发，《中医古籍珍本集成》有望超越前人，为振兴中医奠定坚实的文献基础。

中华人民共和国卫生部副部长
国家中医药管理局局长
王国强

2010 年 1 月

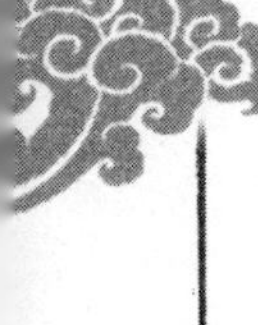
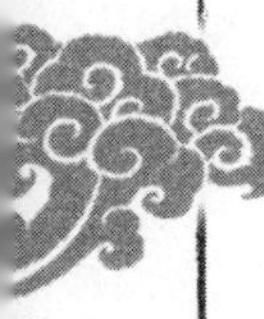
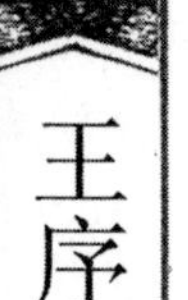

前言

『龙欲飞腾，先阶尺木』，中医古籍历来被视作巨人的肩膀，成就了历代名医大家。我国医籍浩如烟海，其数量之多、影响之大、贡献之巨，堪称中国传统文化之瑰宝。但是，在历史长河中，大量古医籍或散落失传，或囊侵蛀蚀，或风黄霉变，或战火焚毁，或盗窃丢弃，存世医书已不是原貌，给准确理解和传承中医学术带来了很大困难。因此，历代医家莫不以阅读古籍原著为夙愿。

《中医古籍珍本集成》采用原版影印的形式以保存原貌，以校注批点的方式帮助阅读，以期完整保护中医文化遗产，力求真实反映中医古籍的初始面貌。在新闻出版总署、教育部、国家中医药管理局以及社会各界的关心、资助下，南京中医药大学医史文献学科精心组织，团结国内古籍整理专家，精诚合作，共同编纂这部重要的医学文献。

一、版本：本丛书的核心是中医古籍中的珍本，入编古籍版本的选取原则是在古籍善本、珍本标准的基础上，兼顾可读性。凡漫漶不清，缺损过度，影响阅读者，概不收取。

二、版权：鉴于古籍属于公共资源，是古人创造的知识财产，法理上没有权利主体，故不存在私有知识产权问题。对于古籍收藏单位提供的复印、扫描、摄影服务，除已经给付的费用外，在此再次表示衷心感谢。

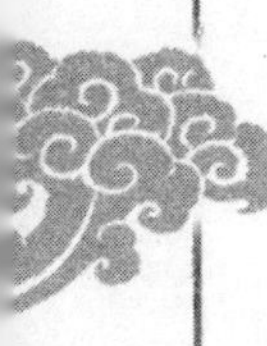
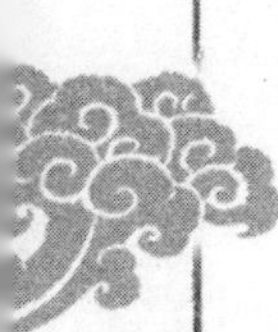

三、风格：本丛书采用原文影印的方式出版，保留古籍原貌，是为继承；在影印图像的底本上加

以简略校勘、训诂、点评，是为创新。

四、分类：按中医传统学科分类，丛书设十五卷，分别为：医经卷、伤寒金匮卷、温病卷、诊断卷、本草卷、方书卷、内科卷、外科卷、妇科卷、儿科卷、五官科卷、针灸卷、养生卷、医案医话医论卷、综合卷。

五、绪论：各卷分置『绪论』，介绍该学科概况、学术源流、古籍存量以及该卷选取书目及版本的理由，通论全卷概貌。

六、导读：每种古籍的整理研究者，对该古籍的背景、作者生平、学术背景、学术思想、学术经验和特色、历史贡献、临床价值和史料价值、版本源流和递嬗演变关系以及选择该版本的理由等进行论述，以钩玄提要，萃取精华，突出『法』、『术』，以达『审问』、『慎思』、『明辨』、『笃行』之效。

七、校勘：比照不同版本间的文字出入，加以标记，判别正误，提示取舍，在不改变底本原貌的前提下使读者正确理解古籍。

八、训诂：对古籍中疑难字词的音义进行简单训释，注音采用拼音加直音法；义训直接写出，不出书证，以节约篇幅。难认之草字、变形字，直接用现代汉字标注。

九、点评：点评形式多样，篇幅较长者，纳入导读内容；言简意赅者，出注说明。

十、序号：出注的校勘、训诂、点评，标注序号，放置于各卷末。

十一、补阙：整页缺失者，选取相近版本的相同内容补出，在导读中说明；重要句段或字词缺失者，在校注中予以说明。

我们希望通过对中医经典著作珍贵版本的整理研究，为现代读者提供原文资料和阅读引导，为传承中医药珍贵遗产，弘扬中华传统文化，提高中医药从业者理论水平和临床技能，强化中医学子专业素质，挖掘中医药史料中的方药资源，研究中医前辈的学术思想，展示古代书法风采和雕版技术作出贡献，从而加强中医文献整理对现代科研、临床、教学的现实指导价值，促进中医药事业的快速发展。

总主编：周仲瑛　于文明

2010 年 2 月

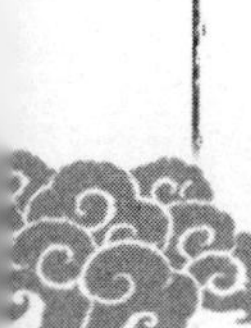

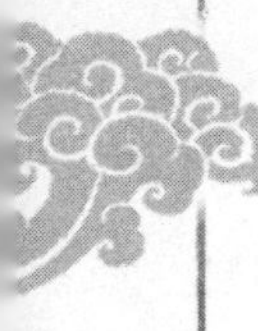

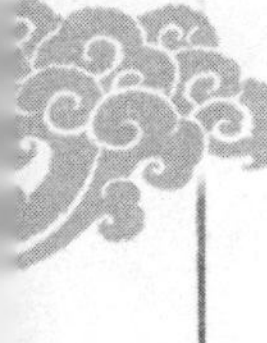

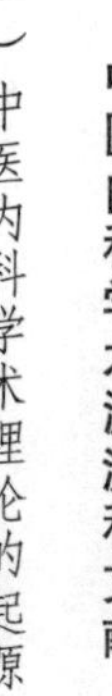

绪论

中医内科学是以中医学理论为指导，研究人体的内脏疾病，阐述内科所属病证的病因病机及其证治规律，并以传统中医药治疗方法进行治疗的临床学科。本卷收载了《内外伤辨惑论》《丹溪心法》《内科摘要》等中医内科古代医籍近二十种。这些医著从各个侧面反映了古代医家诊治内科疾病的学术思想和临证经验。当前，对中医药理论的传承和创新提出了更高的要求。通过对中医内科古籍的整理、校注，可以较好地展现这些临床典籍的原貌，便于广大读者更深刻领悟其精髓，并应用于临床实践，有益于进一步提高中医内科学的理论水平和临床治疗效果。

中医内科学，古称『大方脉』，相当于现代所说的大内科。而历代均以大方脉作为中医临床各科的前驱和基础，在整个中医临床领域中有提纲挈领的地位。正因为如此，历史上纯粹的内科学著作并不多，在浩如烟海的中医药文献中，大方脉著作虽然不胜枚举，但按照现代图书分类法，却大多属于『临床综合类』，即包含内科、妇科、儿科、养生康复科等诸多大内科范畴的知识，因此读者在本丛书《综合卷》以及其他相关卷次中，也可以获得中医内科学的历史积淀。

一、中医内科学术源流和文献

（一）中医内科学术理论的起源

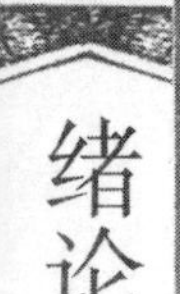

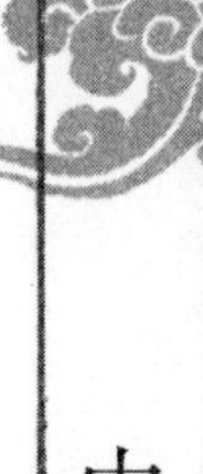

早在殷商的甲骨文中，已有关于疾病方面的记载，开始认识『疾首』『疾腹』『疾言』『疟疾』『蛊』等内科疾病。作为治疗疾病方法之一的『汤液』，传说由商伊尹创制。西周时期则有『食医』『疾医』『疡医』『兽医』的分科，其中疾医便是最早的内科医师。

春秋战国时期，出现了《脉法》《五十二病方》《治百病方》《足臂十一脉灸经》《阴阳十一脉灸经》等医学著作。始于战国而成书于西汉的《黄帝内经》，全面地总结了秦汉以前的医学成就，奠定了中医学包括中医内科学术理论基础。其最显著的特点是体现了整体观念和辨证论治，对内科疾病分别从脏腑、经络、气血津液等生理系统，风、寒、暑、湿、燥、火等病因，以及疾病的临床表现特点来加以认识，涉及内科病种一百一十余种，著名的如咳、痹、痿、厥、黄疸、臌胀、消渴、积聚、痫、狂、胃痛等。《黄帝内经》确定了内科疾病的治疗原则，并且初步提出治疗方剂——《内经》十三方。

（二）中医内科学的奠基

东汉张仲景总结前人的经验，并结合自己的临床体会，著成《伤寒杂病论》，以六经论伤寒，以脏腑论杂病，提出了包括理、法、方、药的系统的辨证论治的理论体系，创造性地发展了《内经》的医学理论，使《内经》辨证论治的思维方法与临床实践密切结合起来。《伤寒杂病论》古本已失，经晋王叔和整理，成为今本《伤寒论》和《金匮要略》两书。前者以六经辨证来概括、辨识外感时病，对外感病证的发生、发展、预后、治疗作了精辟的论述；后者以脏腑病机来概括、辨识内伤杂病，对五十多种杂病的病因、病机、证候、治法作了论述。该书首创『六经辨证』辨治外感疾病，『脏腑经络辨证』辨治内伤杂病的方法，以上辨证论治体系的确立为中医内科学的发展奠定了基础。

（三）中医内科学理论和实践的发展

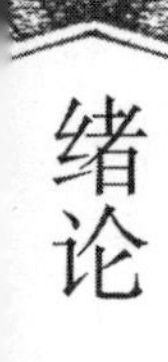
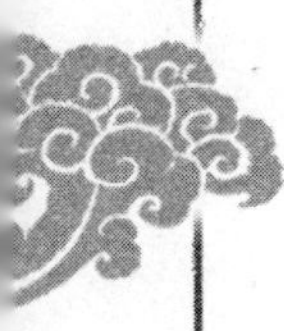

晋王叔和著《脉经》，使脉学理论与方法系统化，并将相似的脉象进行排列比较，以便掌握，对内科的诊断起了很大的作用。葛洪著《肘后备急方》，记载了许多简便有效的方药，如用海藻、昆布治疗瘿病，用槟榔驱寸白虫，用青蒿治疗疟疾。该书对肺结核、天花、麻风等病亦有较深认识。隋巢元方编著《诸病源候论》，是最早的中医病因病候学专著，其中记载内科疾病一千余种，且对其病因病机多有阐述。如明确提出『寸白虫候』的感染途径是饮食不当；瘿病的发生与水土和情志有关；指出各种淋证的病因是『肾虚而膀胱热』等。唐代《千金要方》《外台秘要》是两部大型临床医学全书，所载内科病证的治疗方法更是丰富多彩，如《千金要方》肯定了《神农本草经》用常山、蜀漆治疗疟疾，提出用苦参治疗痢疾、用谷皮煎汤煮粥治疗脚气病等，创制温脾汤、苇茎汤、犀角散等治疗内科疾病常用的名方。宋代《太平圣惠方》《圣济总录》是国家颁行的大型方书，收载了大量的内科方药。陈无择《三因极一病证方论》对病因学说有所发展，在病因上首分内因、外因、不内外因三类。

金元时期是中医学术发展史上成果卓著、影响深远的时代，最突出的特色是以『金元四大家』为代表的医学流派的形成。刘完素倡火热而主寒凉；张从正治病力主攻邪，善用汗吐下三法；李东垣论内伤而重脾胃，首创脾胃内伤学说；朱丹溪创『阳常有余，阴常不足』之说，而主养阴。他们在医学理论的某个领域都有独到的阐发和精深的认识，创造了诸多行之有效的方剂，为中医内科学提供了丰富的理论和实践经验。至此，中医内科学体系已初步形成。

（四）中医内科学术体系的成熟

明清以降，中医内科学日益充实、发展。如明薛己的《内科摘要》，是首先用内科命名的医书。王纶著《明医杂著》提出『外感法仲景，内伤法东垣，热病用河间，杂病用丹溪』，对当时内科学术思想

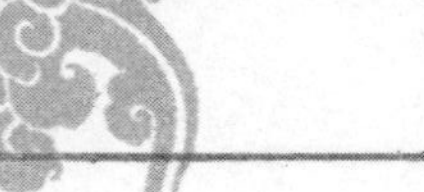

脉络进行了概括。王肯堂的《证治准绳》、张介宾的《景岳全书》、秦景明的《症因脉治》等著作，对内科的许多病证都有深刻的认识。尤其是《景岳全书》，更有自己的独特见解，如提出『阳非有余，真阴不足』、阴阳互补学说等，对内科的辨证论治作出了重要的贡献。

清代的医学文献如雨后春笋，琳琅满目。以内科为主体的书籍，有《图书集成医部全录》《医宗金鉴》《张氏医通》《沈氏尊生书》等。此外，简短实用的《证治汇补》《医学心悟》《类证治裁》《医林改错》《血证论》等，在中医内科学的发展史上占有重要地位。如王清任的《医林改错》，论述了血瘀证和其他有关杂证，创用血府逐瘀汤、补阳还五汤等补气活血的方剂，这些理论和方药，至今仍有很大的实用价值。

温病学说的形成和发展是中医内科学的一个巨大成就。继明吴又可的《温疫论》提出戾气致病的病因学说之后，清叶天士的《温热论》，创立了温病卫气营血的辨证纲领；薛雪的《湿热条辨》专论湿热之邪所致温病；吴鞠通的《温病条辨》，提出温病的三焦辨证，充实了内科热病体系；王孟英的《霍乱论》，对霍乱病的认识卓有新见。温病学家的理论和实践，标志着温病学已具备完整的理论体系，使温病学在中医内科范围内，形成了一个与伤寒不同的又一个外感热病体系。

至此，中医内科理论体系（热病与杂病）可以概括为：以外感六淫、戾气（疫气）与内伤七情、饮食劳倦等为主要内容的病因发病学；以卫气营血、三焦、脏腑和气血津液为主要内容的病机辨证学；以整体调治、标本缓急，正治反治和八法为基本治则的临床治疗学。

二十世纪五十年代以后，在政府的重视和关怀下，中医内科学的发展进入了一个崭新的历史时期。国家组织了中医理论整理研究工作，对历代古典医籍和内科文献进行了搜集、整理、研究，出版了大批有价值的医学典籍。同时，注重总结古今中医内科学的理论和实践，编写出版了《实用中医内科学》等一批中医内科学专著。诸多中医名家著书立说，如秦伯未的《谦斋医学讲稿》、蒲辅周的《医案》《医话》、任应秋的《论医集》等，都颇有见解，有力地促进了中医内科学术理论的继承和发展。在保持中医特色、发挥中医优势这一思想的指导下，积极开展中医内科学的研究工作。临床研究以现代难治病为重点，通过对冠心病、疟疾、肾病、肝病、脾胃病、肿瘤等疾病的研究，深化了病因病机认识，在诊断、辨证规范化和防治方法等方面也有较大的发展，提高了临床疗效。对中医内科急症如高热、中风、厥脱、血证、急腹痛等疾病的研究，在治疗方法和剂型改革方面成果显著，肯定了通里攻下、活血化瘀、清热解毒、扶正祛邪等治疗方法对急症救治的疗效，研制出一批高效、速效、低毒、安全的急救中成药。

综上所述，中医内科学随着历史进程和医学实践的发展而逐步形成和完善。

二、中医内科主要学术流派及代表著作

中医学术流派是中医在长期流传过程中由众多学者形成的、具有明显特色的一个派别，主要反映该流派中医学术思想和临床经验，其传承脉络和内容主旨清晰，学术价值高，临床意义大。

中医内科学术的发展与中医学的发展是同步的，东汉张仲景所著的《伤寒杂病论》可谓中医内科学术流派开始形成的标志，其六经辨伤寒，脏腑论杂病的思想，完备的理、法、方、药辨证论治原则，以及一系列经典方剂，形成了对后世影响极大的理论上的『伤寒派』与用药上的『经方派』。

真正称之为学术流派者，一般认为从金元时代开始，以刘完素、张从正、李东垣与朱丹溪为代表的

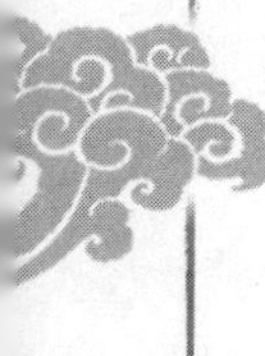
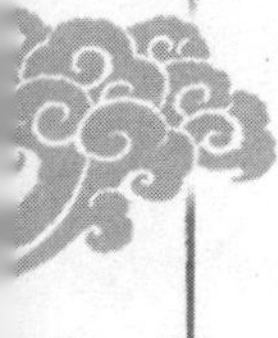

四大家，即张从正『攻邪派』、李东垣『补土派』、刘完素『寒凉派』、朱丹溪『滋阴派』。此后，还有以明代医家张介宾为代表的『温补派』，以清代医家王清任为代表的『化瘀派』。民国时期受西医影响，派生出希望通过西医融合中医以达中西结合思想的『汇通派』。这些学术流派的代表人物及其传人，撰写了大量的专著，成为中医内科领域具有极大影响的医学典籍。

（一）攻邪派

创始人张从正（1156—1228），字子和，号戴人，金代睢州考城县部城（今兰考张宜王村）人。张从正从《素问·举痛论》『唯以血气流通为贵』为依据，提出『陈莝去而肠胃洁，癥瘕尽而营卫昌』，强调疾病的产生主要是邪气作用，攻邪即是扶正，『不补之中，真补存焉』。认为可通过攻邪之法，『使上下无碍，气血宣通，并无壅滞』，以恢复正气。并根据发病部位和症状不同，分别采用汗、吐、下三种不同的治疗方法，形成了以攻邪法治病的独特风格。张从正一生撰写了十余种医著，后被学生辑为《儒门事亲》一书，共十五卷，详细介绍了汗、吐、下三法的学术观点与应用方法。本卷暂未辑入该书。

（二）补土派

创始人李杲（1180—1251），字明之，晚号东垣老人，习称李东垣，宋金时真定（今河北正定）人。根据《内经》『有胃气则生，无胃气则死』的思想，金元时期张元素提出『养胃气为本』的学术见解，在此基础上，李杲从『内伤脾胃，百病由生』立论，概括内伤脾胃的原因是饮食不节、劳役过度、外感六淫和精神刺激，并发挥《内经》强调胃气作用的观点，认为脾胃伤则元气衰，元气衰则百病由生。《脾胃论》有云：『脾胃之气既伤，而元气亦不能充，而诸病之所由生也。』李氏在书中全面阐述了从脾胃论治的重要性，再次强调了『养胃气为本』的学术思想，从而形成了补土派。其弟子王好古、罗

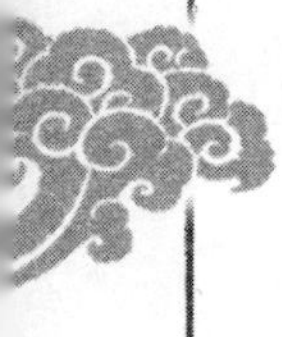

天益等对此又有所发挥。明薛己、李中梓、张景岳等人在强调脾胃为『先天之本』的同时，提出『后天之本』肾命阳气对生命的主宰作用，倡导温养补虚，开拓了补土派新界，创立了『温补派』，清叶天士则补充脾胃阴虚之证，此时补土派理论则趋完整。

（三）滋阴派

代表人物为元朱震亨（1281—1358），字彦修。其出生地附近有溪流名『丹溪』，故世人尊称『丹溪翁』。滋阴派的理论基础是丹溪先生提出的『相火论』。丹溪名著《格致余论》中有『相火论』『阳有余阴不足论』两篇专论，发挥《素问·天元纪大论》：『君火以明，相火以位』之说，提出『阳常有余，阴常不足』的观点，强调保护阴气的重要性，并确立『滋阴降火』的治则。《丹溪心法》中将火证分为实火、虚火与郁火，提出『虚火可补』的治则，这是『相火论』指导临床实践的重大突破，使长期以来仅关注外感火热转为重视内伤火热，也使治疗火热证从过于偏重清热泻火，转为重视滋阴降火，从而创立了『滋阴派』。『滋阴派』学说对明清温热学说的形成和发展也起到了一定的促进作用。

（四）寒凉派

寒凉派为金元时期刘完素（1120—1200）所创。《素问·至真要大论》『病机十九条』诸病多从火热，刘完素对此加以推演分析，提出『六气皆从火化』的观点，认为六气之中除火热外，其余四气也能转化为火热；并在《素问玄机原病式》中提出『五志过极化火』说，认为五志劳伤本脏，气机失调，郁结积滞，久而化火。特别突出火热之邪的致病理论，故后世称其学说为『火热论』。其后刘氏在《伤寒直格》中以《黄帝内经》原文为依据，以『阳热怫郁』将『火热论』的观点做了更进一步的阐释。针对火郁病机气结壅塞不通与热甚这两个基本条件，在《素问玄机原病式》中明确提出『火郁发之』之治则。因其主

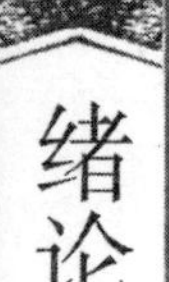

张用清凉解毒之方，故后世也称其为『寒凉派』，又因创始人刘氏生于河北河间，而又称其为『河间派』。

（五）温补派

李杲提出的『温补脾胃论』是温补派形成的奠基理论。明薛己（1487—1559）临证多从肾与命门阴阳水火不足的角度探讨脏腑虚损之病机，在强调东垣温补脾胃的基础上更注重固护肾命阳气的升提作用，善用甘温之品，建立了以温养补虚为特色的学术体系。其后李中梓（1588—1655）建立了以胃气与肾气为根本的『胃、神、根』之诊脉纲要。张介宾（1563—1640）继承薛己经验，进而提出阳重于阴的观点，为温补学说奠定了理论基础。张氏《类经》提出：『善补阳者，必于阴中求阳，则阳得阴助而生化无穷。善补阴者，必于阳中求阴，则阴得阳升而泉源不竭……善治精者，能使精中生气。善治气者，能使气中生精。』重视人体阴阳精气互根关系与阴阳相济理论，并从形气、寒热和水火之辨三个方面探讨『阳非有余』论，强调阳气对机体的重要作用。

（六）化瘀派

起源于东汉张仲景，其《伤寒论》中的桃核承气汤、抵挡汤（丸）和《金匮要略》中的鳖甲煎丸、下瘀血汤等皆属活血化瘀之祖方。清王清任（1768—1831）是化瘀派代表，他重视气血辨证活血化瘀，善用活血化瘀、补气消瘀。根据《内经》理论，在其《医林改错》中提出：『元气既虚，必不能达于血管，血管无气，必停留而瘀。』阐明了气滞血瘀的病机特点。在论述积块的成因时指出：『气无形不能结块，结块者必有形之血也。血受寒则凝结成块，血受热则煎熬成块。』总结出了感受寒热之邪而致血瘀的病因病机。当代医家多效法清任，重视气血，治疗上兼施活血化瘀、补气消瘀之法。化瘀派强调血瘀是疾病的关键所在，病因病机上主张气虚与气滞致瘀和感受寒热之邪致瘀；治疗上善用活血化瘀、补气消瘀之法。《医林改错》本卷暂未辑入。

其他学术流派还有所谓医经派、经方派、时方派、温病派、汇通派等。

三、《内科卷》选取书目说明

《内科卷》暂选《脾胃论》《痢疾论》《内外伤辨惑论》《丹溪心法》《内科摘要》《百效内科全书》《伤暑全书》《中风论》等中医内科古代医籍二十余部。选取原则为临床实用或文献价值较大，且有较佳版本者。本卷丛书是在原版影印的基础上进行校勘、注释、研究、解读的，具体内容及其方法详见各书导读。

中医古籍是中医理论与临床经验的载体，是中医学术传承和发展的基础。中医内科卷古籍为中医古籍的重要组成部分，中医内科卷的整理出版，对进一步提高中医内科理论水平，加大传承、创新力度，促进中医内科学学术的发展，从而提高整体临床诊疗效果，具有重要意义。

本卷的作者多为长期从事中医临床或临床基础研究和中医文献的专家、教授和科研人员。本着严谨、负责的态度，作者对承担的书目进行了认真的研究、考证、校勘、注释。有的作者为了考证一个问题，到多家图书馆调研，走访请教多名相关专家，付出了辛勤的劳动。本卷的审稿工作由本卷顾问、主编、副主编负责，从版本的选取到格式内容的审查，对每部著作均进行了严格把关，有的书目数易其稿。尽管如此，由于时间仓促，学识所限，其中难免存在疏漏，敬请读者不吝指正。

薛博瑜

2014年10月

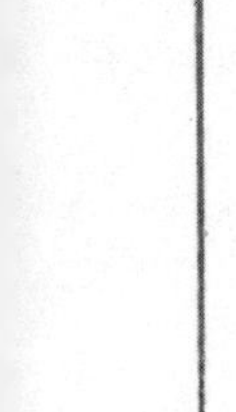
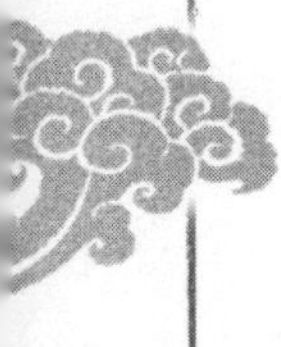

目录

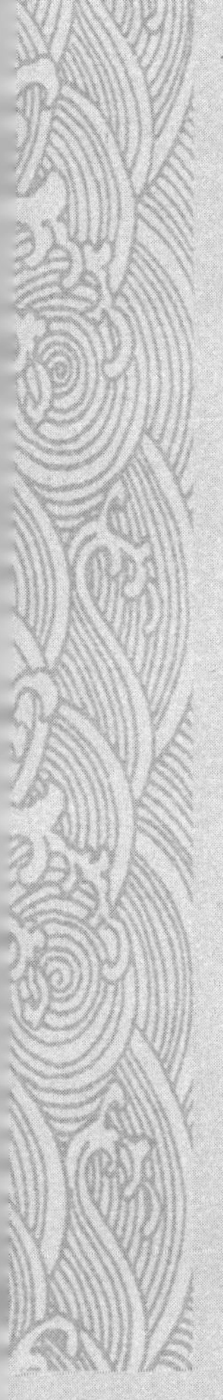
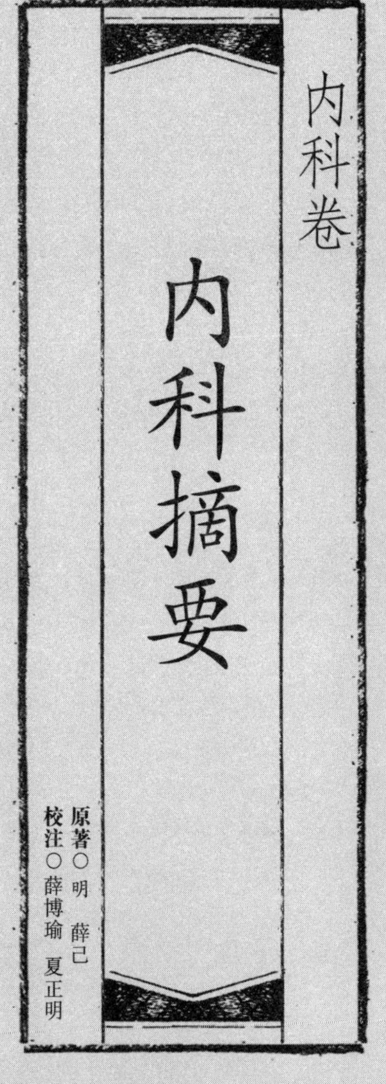

内科卷

内科摘要

原著○明　薛己
校注○薛博瑜　夏正明

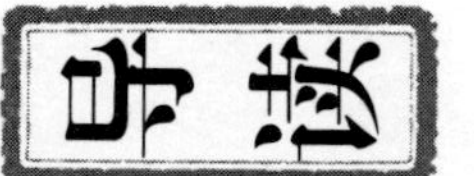

导读

《内科摘要》为中国医学史上最早的以内科命名的医书，由明代著名医学家薛己著。本书是一部理、法、方、药紧密结合的内科医案集，充分体现了薛己突出脾胃、肾及命门虚损辨证的特点，具有较高的学术价值，对后世颇具影响。

一、作者生平

明代著名医家薛己，字新甫，号立斋，吴郡（今江苏苏州市）人，生于明成化二十三年（1487），卒于明嘉靖三十八年（1559）。其父薛铠，善于儿、外之术，后赐明太医院院使。薛己少承家学而习于医业，自幼聪敏苦学，原为疡医，后以内科闻名。至明嘉靖任南京太医院院使，后致仕。薛己离职后，常远赴嘉兴、四明、下堡、横金等处行医。薛己一生著作宏富，多为他致仕后撰写，著有内、外诸书，如《内科摘要》《外科心法》《外科枢要》等；并校注、校正诸多医书，如明王纶的《明医杂著》、宋钱乙的《钱氏小儿药证直诀》、元倪维德的《原机启微》、元滑寿的《难经本义》二卷、明陶华的《痈疽神秘验方》等。

『内科』之名即源于《内科摘要》，为现存最早的内科专科文献，成书于1529年。全书分为上、下两卷，上卷十一篇，下卷十篇，卷末各有一篇『各证方药』。上卷记载了薛氏所治的内科验案126个，载方19首，下卷共收集了84个医案，载方93首。后人将薛己著作、校正、校注之书及其父医书共二

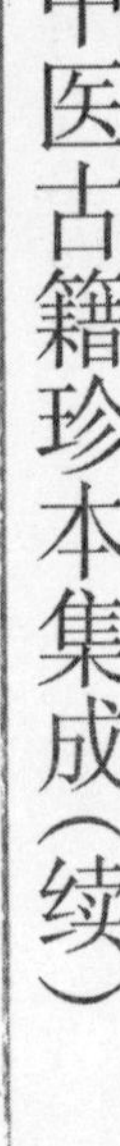
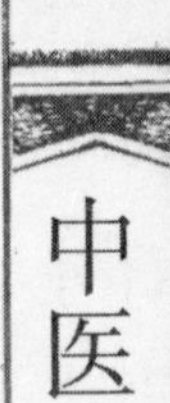

十四种汇总收录于《薛氏医案》并广为流传。

二、主要内容及学术成就

学术界普遍认为温补学派始于薛己。由于河间、丹溪的影响，明医多执苦寒，易伤于脾胃，克伐真阳，而薛己沉潜易水，遥继元素、东垣精蕴，一改明代苦寒克伐之风，独树温补一派。其耽于先天，尤重后天，推崇治病迎本求源，善补肾之真阴真阳，又重于兼顾脾肾，综合脏象、气血阴阳、五行等理论，五脏并调，而起沉疴，被后世称为『温补学派的开山』。

纵观《内科摘要》，书中病案治法均以重视『滋化源』为特点，突出脾胃、肾与命门的辨治，开明代温补之风。诚如《四库全书提要》中载：『己本疡医，后乃以内科得名。其老也，竟以疡卒。诟之者以为温补之弊，终于自戕。然己治病务求本原，用八味丸、六味丸直补真阳真阴，以滋化源，实自己发之。其治病多用古方，而出入加减，具有至理，多在一两味间见神明变化之妙。』

薛氏认为化源本于脾胃。如在《内科摘要》论治脾肺亏损咳嗽、痰喘时指出：『当补脾土，滋化源，使金水自能相生』；论治脾胃亏损停食、痢疾等症时曾说：『脾肾亏损，不能生克制化，当滋化源』。在薛氏所载的病案中，对内伤杂病的论治，运用此法之广泛，不胜枚举。明黄履素于《医宗摘要》中评述薛己这一学术观点：『先生立斋专滋化源为主，化源者何？脾胃之气是也。土为万物之母，则万物非土不生，惟脾土旺则万物皆昌，而四脏多有生气。』

薛己虽认为滋化源以补脾土为要，但非仅局限于补脾胃一法，他根据肾、命门与脾胃之间的密切关系，亦长于运用温补肾阳的益火生土之法。薛氏在《明医杂著·续医论》中指出：『若左尺脉虚弱而细数者，是左肾之真阴不足也，用六味丸，右尺脉迟或沉细而数，欲绝者，是命门之相火不足也，用八味丸，至于两尺微弱，是阴阳俱虚，用十补丸，此皆滋其化源。』因此，临证之时常以补脾益肾共行，如朝服补中益气汤以培养中宫，夕服六味丸或八味丸以滋肾益火，在医案记载甚多。

薛氏在具体治疗上，师于古方而不拘于古方，用方常以古方化裁，如六味地黄丸、金匮肾气丸、补中益气汤、十全大补汤、逍遥散等。由于患者多为杂病、重病或误治等，证候夹杂，非单用古方即能起效，因此治疗之时加减古方而达到治疗之效。如治脾虚夹杂其他的病机，薛己常以补中益气的方为主，补脾益气，使气血生化有源，以治本；再根据不同见证，配合清热、行气、燥湿、祛痰、疏肝、发表、安神等法，以治其标。因此黄凯钧评其用方『常用者不过十余方』，但每每起效显著而起沉疴。

三、版本流传

《内科摘要》又名《薛氏内科撮要》《薛氏医录》《薛立斋先生内科医按摘要》，根据《中国中医古籍总目》记载，目前最早的版本是明万历十九年辛卯（1591）序刻本，明崇祯元年戊辰（1628）又有朱氏刻本。明万历间刻本，今藏北京大学图书馆。清代医家对该书也做了多次翻刻，现存的有清嘉庆十四年己巳（1809）书业堂刻本、清嘉庆刻本、清东溪堂刻本、清代陈长卿刻本等，此外，还有石印本、抄本等，《内科摘要》一书，后人还收入到《薛氏医案十六种》《薛氏医案二十四种》《家居医录》《十竹斋刊袖珍本医书》等书籍中。近现代版本还有2005年中医古籍出版社据明泰昌元年，明代应麐（lín）删校的《（薛立斋先生）内科医按摘要》。由于年代久远，明本、清本均有缺漏。

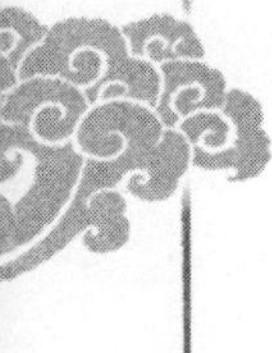

四、校注说明

现将此次点校中有关问题申述于次：

（一）本次点校以明蒋宗澹校本为底本。本刊本也有缺漏，但为现存版本年代最早的，版本字迹尚清晰。以清代道光十一年（1831）刻本新都吴玄有校本为主校本（简称『吴本』），以钦定四库全书为参校本，同时参考1981年江苏科学技术出版社陈松育点校的版本，以对校、本校为主，间或进行理校、他校。

（二）由于本书是据底本影印出版，故所有校勘均以校语标注于每卷之后，原文不作任何改动。原书明显错误者，在校语中加以提示。

（三）原书异体字、通假字、避讳字，或前后用字不一者，一般不予训释，也不予律齐，特别难认的、必要时则出校注说明。版蚀湮灭之处，据校本补出。

（四）正文方剂中，诸本药序互异，无碍方义者，从底本，不出校。药量互异，悬殊小者，从底本，不出校；差异大者，出校并存。

（五）生僻字词，稍加训释。注音用汉语拼音法注音。校勘、训诂统一编码并分别注于每卷之后。

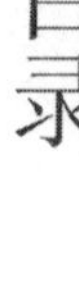

內科摘要目錄

卷之上

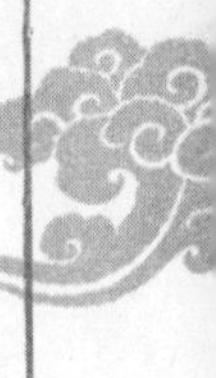

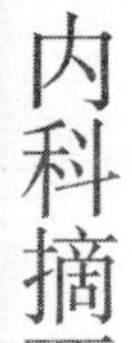

内科摘要目録

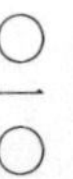

内科摘要目録終

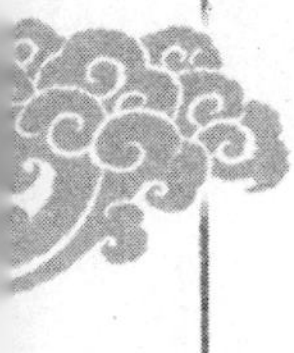

校注

①虧：亏。疑为古字。
②脾胃：本书正文中作「脾肺」。

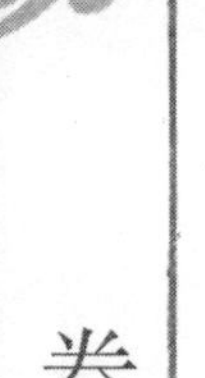

內科摘要卷之上

古吳薛　己著
後學蔣宗澹校

元氣虧損內傷外感等症　一

車駕①王用之卒中昏憒口眼喎斜痰氣上湧咽喉有聲六脈②沉伏此真氣虛而風邪所乘以三生飲一兩加人參一兩煎服即甦若遺尿手撒口開鼾睡為不治用前藥亦有得生者夫前飲乃行經絡治寒痰之藥有斬關奪旗之功每服必用人參兩

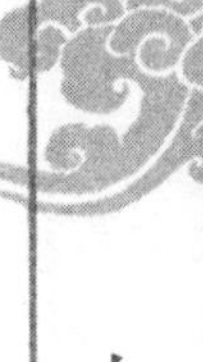

許駕馭其邪而補助真氣否則不惟無益適足以取敗矣觀先哲用芪附參附等湯其義可見

州判③蔣大用形體魁偉中滿吐痰勞則頭暈所服皆清痰理氣余曰中滿者脾氣虧損也痰盛者脾氣不能運也頭暈者脾氣不能升也指麻者脾氣不能周也遂以補中益氣加茯苓半夏以補脾土用八味地黄以補土④母而愈後惑於乾坤生意方云凡人手指麻軟三年後有中風之疾可服搜風天麻二丸以預防之乃朝餌暮服以致大便不禁

飲食不進而殁⑤，恐謂預防之理，當養氣血，節飲食，戒七情，遠幃幙⑥可也。若服前丸以預防，適所以招風取中也。

一男子卒中，口眼喎斜，不能言語，遇風寒，四肢拘急，脉浮而緊。此手足陽明經虚，風寒所乘，用秦艽升麻湯治之，稍愈，乃以補中益氣加山梔而痊。若舌瘖不能言，足痿不能行，屬腎氣虚弱，名曰痱症，宜用地黄飲子治之。然此症皆由將息失宜，腎水不足，而心火暴盛，痰滯於胸也。輕者自甦，重者或

死

一男子體肥善飲舌本硬强語言不清口眼喎斜痰氣湧盛肢體不遂余以爲脾虚濕熱用六君加煨葛根山梔神麴而痊

吾師僉憲⑦高如齋自大同⑧回謂余曰吾成風疾⑨矣兩腿逸則痿軟而無力勞則作痛如針刺脉洪數而有力余告之曰此肝腎陰虚火盛而致痿軟無力真病之形作痛如錐邪火之象也用壯水益腎之劑而愈先生曰向寓宦邸皆以爲風恨無醫藥

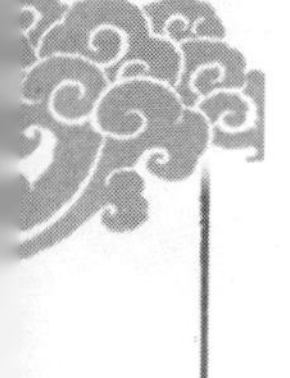

若服風劑豈其然哉乃吾之幸也竊謂前症往往以爲風疾徹用發散而促其危者多矣

大尹⑩劉孟春素有痰兩臂作麻兩目流淚服祛風化痰藥痰愈甚臂反痛不能伸手指俱攣余曰麻屬氣虛因前藥而復傷肝火盛而筋攣耳況風自火出當補脾肺滋腎水則風自息熱自退痰自清遂用六味地黄丸補中益氣湯不三月而痊

一儒者素勤苦惡風寒鼻流清涕寒禁嚏噴余曰此脾肺氣虛不能實腠理彼不信服祛風之藥肢

體麻倦痰涎自出殊類中風余曰此因風劑耗散
元氣陰火乘其土位遂以補中益氣加麥門五味
治之而愈
外舅年六十餘素善飲兩臂作痛恪服祛風治痿⑪
之藥更加麻木發熱體軟痰湧腿膝拘痛口噤語
⑫澁頭目暈重口角流涎身如蟲行搔起白屑始信
謂余曰何也余曰臂麻體軟脚無用也痰涎自出
⑬能攝也口斜語澁脾氣傷也頭目暈重脾氣
⑭白屑脾氣不能營也遂用補中益

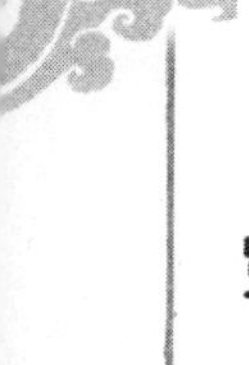

氣加神麯半夏茯苓三十餘劑諸症悉退又用參术煎膏治之而愈

秀才劉允功形體魁偉不慎酒色因勞怒頭暈仆地痰涎上湧手足麻痺口乾引飲六脈洪數而虛余以爲腎經虧損不能納氣歸源而頭暈不能攝水歸源而爲痰陽氣虛熱而麻痺虛火上炎而作渴用補中益氣合六味丸料治之而愈其後或勞役或入房其病卽作用前藥隨愈

憲幕顧斐齋⑮飲食起居失宜左半身并手不遂汗

出神昏痰涎上湧王竹西用參芪大補之劑汗止
而神思漸清頗能步履後不守禁左腿自膝至足
腫脹甚大重墜如石痛不能忍其痰甚多肝脾腎
脉洪大而數重按則軟⑯濇余朝用補中益氣加黄
栢知母麥門五味煎送地黄丸晚用地黄丸料加
黄栢知母數劑諸症悉退但自弛禁不能全愈耳
⑰庠生陳時用素勤苦因勞怒口斜痰盛脉滑數而
虚此勞傷中氣怒動肝火用補中益氣加山梔茯
苓半夏桔梗數劑而愈

錦衣楊永興⑱形體豐厚筋骨軟痛痰盛作瀉喜飲冷水或用愈風湯天麻丸等藥痰熱益甚服牛黃清心丸更加肢體麻痺余以爲脾腎俱虛用補中益氣湯加減八味丸三月餘而痊已後連生七子壽踰七旬外科精要云凡人久服加減八味丸必肥健而多子信哉

先母七十有五遍身作痛筋骨尤甚不能伸屈口乾目赤頭暈痰壅胸膈不利小便短赤夜間殊甚遍身作癢如蟲行用六味地黃丸料加山梔柴胡

治之諸症悉愈

一男子時疮愈後遍身作痛服愈風丹半身不遂痰涎上湧夜間痛甚余作風客淫氣治以地黃丸而愈

一老人兩臂不遂語言蹇澀⑲服祛風之藥筋攣骨痛此風藥虧損肝血益增其病也余用八珍湯補其氣血用地黃丸補其腎水佐以愈風丹而愈

一婦人因怒吐痰胸滿作痛服四物二陳芩連枳殼之類不應更加祛風之劑半身不遂筋漸攣縮

四肢痿軟日晡[20]益甚內熱口乾形體倦怠余以爲鬱怒傷脾肝氣血復損而然遂用逍遥散補中益氣湯六味地黃丸調治喜其謹疾年餘悉愈形體康從

一婦人脾胃虛弱飲食素少忽痰涌氣喘頭搖目[21]劄手揚足擲難以候脉視其面色黃中見青此肝木乘脾土用六君加柴胡升麻治之而甦更以補中益氣加半夏調理而痊

一婦人懷抱鬱結筋攣骨痛喉間似有一核服烏

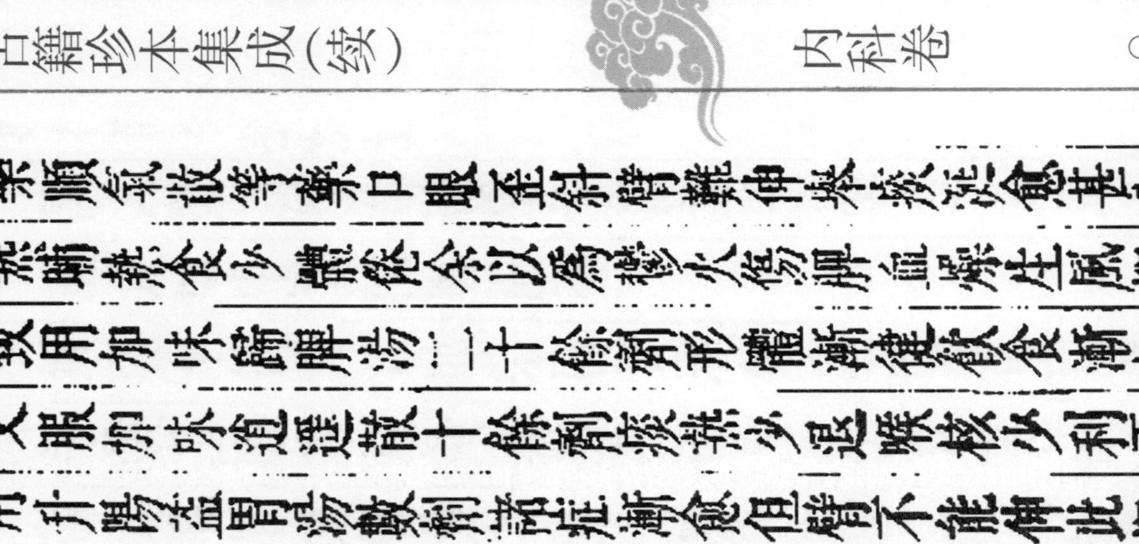

藥順氣化痰等藥口眼歪斜臂難伸其痰涎愈甚內
熱晡熱食少體倦余以爲鬱火傷脾血燥生風所
致用加味歸脾湯二十餘劑形體漸健飲食漸加
又服加味逍遙散十餘劑痰熱少退喉核少利更
用升陽益胃湯數劑諸症漸愈但臂不能伸此肝
經血少用地黃丸而愈

一產婦筋攣臂軟肌肉掣動此氣血俱虛而有熱
用十全大補湯溫桂並後因怒而復作用加味逍
遙散而愈

一產婦兩手麻木服愈風丹天麻丸遍身皆麻神思倦怠晡熱作渴自汗盜汗此氣血俱虛用十全大補加炮姜數劑諸症悉退却去炮姜又數劑而愈但有內熱用加味逍遥散數劑而痊

一男子善飲舌本强硬語言不清余曰此脾虛濕熱當用補中益氣加神麴麥芽乾葛澤瀉治之

一婦人善怒舌本强手臂麻余曰舌本屬土被木尅制故耳當用六君加柴胡芍藥治之　一男子舌下牽强手大指次指不仁或大便秘結或皮膚

赤暈余曰大腸之脉散舌丁此大腸血虚風熱當用逍遥散加槐角秦艽治之　一男子足痿軟日晡熱余曰此足三陰虚當用六味滋腎二丸補之　一婦人腿足無力勞則倦怠余曰四肢者土也此屬脾虚當用補中益氣及還少丹主之俱不從余言各執搜風天麻二丸并愈風丹而殞㉒

飲食勞倦虧損元氣等症　二

進士㉓王汝和因勞役失於調養忽然昏憒此元氣虚火妄動挾痰而作急令灌童便神思漸爽更用

參芪各五錢芎歸各三錢玄參柴胡山梔炙草各一錢服之稍定察其形倦甚又以十全大補湯加五味麥門治之而安凡人元氣素弱或因起居失宜或因飲食勞倦或因用心太過致遺精白濁自汗盜汗或内熱晡熱潮熱發熱或口乾作渴喉痛舌裂或胸乳膨脹脇肋作痛或頭頸時痛眩暈目花或心神不寧寤而不寐或小便赤澁莖中作痛或便溺餘滴臍腹陰冷或形容不充肢體畏寒或鼻氣急促或更有一切熱症皆是無根虛火但服

前湯周其根本諸症自息若攻其風熱則㉔悮矣光祿㉕卿署丞脾胃素虛因飲食勞倦腹痛胸痞誤用大黃等藥下之譫語煩躁頭痛喘汗吐瀉頻頻時或昏憒脉大而無倫次用六君子加炮姜四劑而安但倦怠少食口乾發熱六脉浮數欲用瀉火之藥余曰不能發熱是無火也脉浮大是血虛㉖也此因胃氣五臟虧損虛症發見㉗服補胃之劑諸症悉退

大尹徐克明因飲食失宜日晡發熱口乾體倦小

便赤澀，兩腿浪痛。余用補中益氣湯治之。彼知醫，自用四物、黄柏、知母之劑，反頭眩目赤，耳鳴脣燥，寒熱痰涌，大便熱痛，小便赤澀。又用四物、芩、連、枳實之類，胸膈痞滿，飲食少思，汗出如水。再用二陳、芩、連、黄柏[28]、知母、麥門、五味，言語譫妄，兩手舉拂，屢治反甚。復求余，用參、芪各五錢，歸、术各三錢，遠志、茯神、酸棗仁、炙草各一錢，服之熱躁。良久，四劑稍安。又用八珍湯調補而愈。夫陰虚乃脾虚也，脾爲至陰，因脾虚而致前症[29]，蓋脾禀於胃，故用甘温之劑以生發胃中元氣而除大熱㉚胡乃反用苦寒復傷脾血耶若前症果屬腎經陰虛亦因腎經陽虛不能生陰耳經云無陽則陰無以生無陰則陽無以化又云虛則補其母當用補中益氣六味地黃以補其母尤不宜用苦寒之藥世以脾虛誤爲腎虛輒用黃柏知母之類反傷胃中生氣害人多矣大凡足三陰虛多因飲食勞役以致腎不能生肝肝不能生火而害脾土不能滋㉛化但補脾土則金旺水生木得平而自相生矣

一男子饑飽勞役食少胸痞發熱頭痛吐痰作渴脈浮大余曰此脾胃血虛病也脾屬土爲至陰而生血故曰陰虛彼不信服二陳黃連枳實厚朴之類諸症益甚又服四物黃柏知母麥門更腹痛作嘔脈洪數而無倫次余先用六君加炮薑痛嘔漸愈又用補中益氣全痊㉜

一秀才劉貢部勞役失宜飲食失節肢體倦怠發熱作渴頭痛惡寒誤用人參敗毒散痰喘昏憒揚手擲足胸間發熱如蚊所嚙㉝余用補中益氣加薑桂

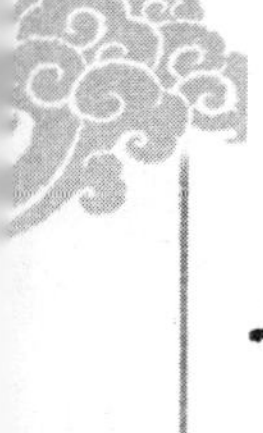

內科摘要卷之上

補中

麥門五味補之而愈

黃武選㉞飲食勞倦發熱惡寒或用解表之藥益甚再劑昏憒胸發黑癍脈洪數而無力余欲用補中益氣之劑不從而歿

一儒者素勤苦因飲食失節大便下血或赤或黯㉟半載之後非便血則盜汗非惡寒則發熱血汗二藥用之無效㊱六脈浮大心脾則濇此思傷心脾不能攝血歸源然血即汗汗即血其色赤黯便血盜汗皆火之升降微甚耳惡寒發熱氣血俱虛也乃

午前用補中益氣以補脾肺之源舉下陷㊲之氣午後用歸脾加麥門五味以補心脾之血收耗散之液不兩月而諸症悉愈

癸卯春人日㊳余在下堡顧氏會間有儒者許梅村云㊴馬生者發熱煩渴時或頭痛昨服發散藥反加喘急腹痛其汗如水晝夜譫語余意此勞傷元氣誤汗所致其腹必喜手按許往診之果然遂與十全大補加附子一錢服之熟睡喚而不醒舉家驚惶及覺諸症頓退再劑而痊凡人飲食勞役

起居失宜見一切火症悉屬內真寒而外假熱故
肚腹喜煖⑩口畏冷物此乃形氣病氣俱屬不足法
當純補元氣爲善
一儒者口糜兩目緊澁不能瞻視此元氣下陷用
補中益氣倍加參芪數劑全愈
一男子患症同前服黄栢知母之類目疾益甚更
加便血此脾氣虚不能統血肝氣虚不能藏血用
補中益氣六味地黄以補肝脾生腎水諸症漸愈
一男子以食勞倦而發寒熱右手麻木或誤以爲

疔毒數服皆寒涼敗毒藥腫脹重墜面色痿黄肢體倦怠六脈浮大按之如無此脾胃之氣虚也詢之果然

鍛銀匠因熱手入冷水寒凝隧道前藥益傷元氣故耳遂用補中益氣及溫和之藥煎湯漬手而愈

一儒者修左足傷其大指甲少許不見血不作痛形體如故後因飲食勞倦足重墜微腫痛或晝睡或夜寐其足如故誤服敗毒之劑寒熱腫痛蓋脾起於足大指此是脾氣虛弱下陷用十全大補湯

而愈
余素性愛坐觀書久則倦怠必服補中益氣加麥
門五味酒炒黑黄栢少許方覺精神清爽否則夜
間少寐足内酸熱若再良久不寐腿内亦然且兼
腿内筋似有抽縮意致兩腿左右頻移展轉不安
必至倦極方寐此勞傷元氣陰火乘虚下注丁酉
五十一歲齒縫中有如物塞作脹不安甚則口舌
如有瘡然日晡益甚若睡良久或服前藥始安至
辛丑時五十有五晝間齒縫中作脹服補中益氣

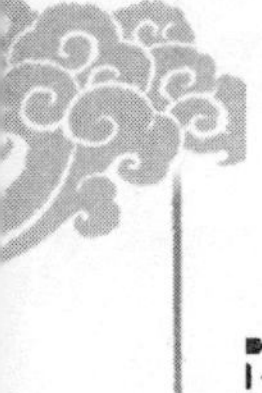

一劑夜間得寐至壬寅有内艱㊶之變日間雖脹前劑夜間齒縫亦脹每至午前諸齒并脹服藥方得稍健午後仍脹觀此可知血氣日衰治法不同

脾胃虧損心腹作痛等症　三

唐儀部㊷腹内作痛月餘腹亦痛左關弦長右關弦緊此脾虚肝邪所乘以補中益氣加半夏木香二劑而愈又用六君子湯二劑而安此面色黄中見青

儀部李北川常患腹痛每治以補中益氣加山梔

即愈一日因怒肚腹作痛胸脇作脹嘔吐不食脈

脈弦緊此脾氣虛弱肝火所乘仍用前湯吞左金

丸一服而愈此面色黃中見青兼赤

太守㊸朱陽山因怒腹痛作瀉或兩脇作脹或胸乳

作痛或寒熱往來或小便不利飲食不入嘔吐痰

涎神思不清此肝木乘脾土用小柴胡加山梔炮

姜茯苓陳皮製黃連一劑即愈製黃連即黃連吳茱萸等分用熱水拌濕罨㊹二三日同炒焦取連用后㊺做此

陽山之內㊻素善怒胸膈不利吐痰甚多吞酸嚅腐

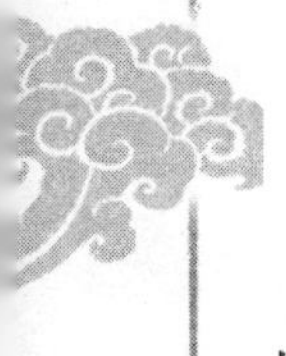

飲食少思，手足發熱，十餘年矣，所服芩、連、枳實、檳、蘇、厚朴。左關弦洪，右關弦數，此肝火血燥，木乘土位。朝用六味地黄丸以滋養肝木，夕用六君加當歸、芍藥以調補脾土，不月而愈。癸卯夏，患背疽，症屬虛寒，用大溫補之藥而愈。乙巳夏，因大怒，吞酸嗳腐，胸腹脹滿。余以他往，旬日或用二陳、石膏治之，吐涎如涌，外熱如灼，將用滚痰丸下之。余到診之，脉洪大，按之如無。余曰：此乃脾胃虧損而發熱，脾弱而涎泛出也。余用六君加薑、桂，一鍾

卯時覺而諸症如失又數劑而康

儒者㊼沈尼文內停飲食外感風寒頭痛發熱惡心腹痛就治敝止㊽余用人參養胃加芎芷麴蘗香附桔梗一劑而愈次日抵家前病仍作腹痛請治以手重按痛即止此客寒乘虛而作也乃以香砂六君加木香炮姜服之睡覺痛減六七去二香再服飲食少進又加黃芪當歸少佐升麻而愈

府庠㊾徐道夫母胃脘當心痛劇右寸關俱無左雖有微而似絕手足厥冷病勢危篤察其色眼胞上

下青黯此脾虛肝木所勝用參朮茯苓陳皮甘草補其中氣用木香胃氣以行肝氣用吳茱萸散脾胃之寒止心腹之痛急與一劑俟滚先服煎熟再進諸病悉愈向使㊿泥㊿[51]其痛無補法而反用攻伐之藥禍不旋踵[52]

一婦人懷抱鬱結不舒心腹作痛年餘不愈諸藥不應余用歸脾加炒山梔而愈

脾腎虛寒陽氣脫陷等症

譚侍御[53]但頭痛即吐清水不拘冬夏吃姜便止已

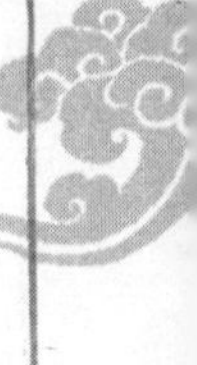
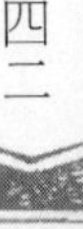

三年矣余作中氣虛寒用六君加當歸黃芪木香炮姜而瘥

一儒者四時喜極熱飲食或吞酸噯腐或大便不實足指縫濕痒此脾氣虛寒下陷用六君加姜桂治之而愈稍爲失宜諸疾仍作用前藥更加附子錢許數劑不再發

一男子形體倦怠飲食適可足指縫濕痒行坐久則重墜此脾胃氣虛而下陷用補中益氣加茯苓半夏而愈

一男子[illegible]㊹病手足逆冷飲食後發熱吐痰時欲[illegible]㊺氣化痰及二陳枳實之類胸腹膨脹嘔吐痰令小便淋瀝又用四苓連柏知母車前小便不利諸症益甚余曰此脾胃虛寒無火之症故食入不消而反出遂用八味丸補火以生土用補中益氣加姜桂培養中宮生發陽氣㊻尋愈

一男子饑勞股[illegible]時痛或用清痰理氣之劑不勞常痛加以導濕[illegible]痛漫腫形體倦怠內熱盜汗脈浮大按之微細此陽氣虛寒用補中益氣加附子

內科摘要卷之上

二錢人參五錢而痛悉愈又以十全大補百餘劑而康彼計服過人參一十三斤姜附各斤餘

大雅云家母年四十有二嘉靖壬寅七月患脾虚中滿痰嗽發熱又因濕麪冷茶吞酸嘔吐絶食誤服芩連青皮等藥益加寒熱口乾流涎不收且作渴聞食則嘔數日矣迎先生視之曰脾主涎此脾虚不能約制故涎自出也欲用人參安胃散惑於衆論以爲胃經實火宿食治之病日增劇忽思冬瓜食如指甲一塊頓發嘔吐酸水不止仍服前藥

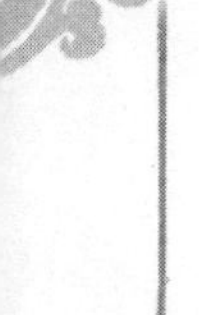

愈劇復邀先生視之則神脫脉絕嚬⑰死矣惟目睛尚動先生曰寒淫於內治以辛熱然藥不能下矣急用鹽艾附子炒熱熨臍腹以散寒回陽又以口氣補接母口之氣又以附子作餅熱貼臍間時許神氣少蘇以參朮附子爲末仍以是藥加陳皮煎膏爲丸如粟米大入五七粒於口隨津液嚥⑱下即不嘔二日後加至十餘粒諸病少退甘涎不止五日後漸服煎劑一二匙胃氣少復乃思粥飲後投以參朮等藥溫補脾胃五十餘劑而愈大雅⑲敢述

病狀之奇用藥之神求附卷末一以見感恩之意一以示後之患者當取法於此云爾府學晚生長洲鑊潭沈大雅頓首拜書

命門火衰不能生土等症 五

⑥⑩廷評張汝翰胸膈作痞飲食難化服枳术丸久而形體消瘦發熱口乾脉浮大而微用補中益氣加薑桂諸症悉退惟見脾胃虛寒遂用八味丸補命門火不月而飲食進三月而形體充此症若不用前丸多變腹脹喘促腿足浮腫小便淋漓等症急

丹濟生加减腎氣丸亦有得生者

一儒者雖盛暑喜燃火四肢常欲沸湯漬之面赤吐痰一似實火吐甚宿食亦出惟食椒薑之物方快余謂食入反出乃脾胃虚寒用八味丸及十全大補加炮薑漸愈不月平復

一婦人飲食無過碗許非大便不實必吞酸噯腐或用二陳黄連更加內熱作嘔余謂東垣先生云邪熱不殺穀此脾胃虚弱末傳寒中⑹以六君加炮姜木香數劑胃氣漸復飲食漸進又以補中益氣

內科摘要卷之上終

加炮姜木香茯苓半夏數劑全愈後怒飲食頓少
元氣頓怯更加發熱誠似實火脉洪大而虚兩尺
如無用益氣湯八味丸兩月餘諸症悉愈
佐云向因失足劃然有聲坐立久則左足麻木雖
夏月足寒如氷嘉靖已亥夏月因醉睡覺而飲水
復睡遂覺右腹痞結以手摩之腹間漉漉有聲熱
摩則氣泄而止每每加劇飲食稍多則作痛瀉求
治於醫令服枳朮丸固守勿効甲辰歲求治於立
齋先生診之喟然嘆曰此非脾胃病乃命門火衰

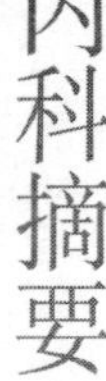

不能生土虛寒使之然也若專主脾胃誤矣可服八味丸則愈予亦敬服果飲盡八味丸有附子醫家罔敢輕用夫附子斬關奪旗回生起死非良將莫能用立齋先生今之武侯也家貧不能報德姑序此以記治驗嘉靖甲辰十二月望後二日杉墩介庵朱佐頓首拜書

光祿鄒子遷面白神勞倦少難化所服皆二陳山梔枳實之類形體日瘦飲食日減余謂此脾土虛寒之症法當補土之母彼不信乃徑補土以致不

起

羅工部⑮仲夏腹惡寒，而外惡熱，鼻吸氣而腹覺冷，體畏風而惡寒，脉大而虛微，每次進熱粥⑯瓯許，必兼食生蒜瓣許，若粥離火食，腹內即冷。余曰：熱之不熱，是無火也，當用八味丸，壯火之源，以消陰翳。彼反服四物玄參之類而殁。

工部陳禹門亭發熱，有痰，服二陳、黃連、枳殼之類，病益甚，甲辰季冬請治，其脉左尺微細，右關浮大，重按微弱。余曰：此命門火衰，不能生土，而脾病，當補火以生土或可愈也不悟仍服前藥脾土愈弱至乙巳閏正月病已革(67)復邀治右寸脉平脱此土不能生金生氣絕於內矣辭不治經云虛則補其母實則瀉其子凡病在子當補其母况病在母而屬不足反瀉其子不死何俟

辛丑年余在嘉興屠漸山第有林二守不時昏憒請余治之讝語不絕脉洪大按之如無此陽虛之症也當用參附湯治之有原醫者楊喜而迎曰先得我心之同然遂服之即鼾睡覺而進食午後再

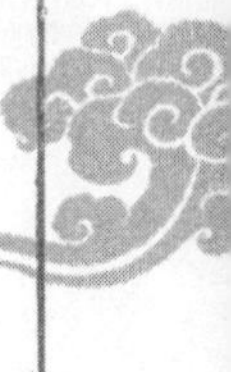

劑神思如故其脉頓歛余返後又詐云用附子多矣吾以黄連解之陰仍用參附湯竊觀仲景先生治傷寒云桂枝下咽陽盛乃斃硝黄入胃陰盛乃亡不辨而自明矣吾恐前而致誤患者故表而出之

腎虚火不歸經發熱等症六

大尹沈用之不時發熱日飲冰水數碗寒藥二劑熱渴益甚形體日瘦尺脉洪大而數時或無力王太僕曰熱之不熱責其無火寒之不寒責其無水

又云倏熱往來(68)是無火也時作時止是無水也法當補腎用加減八味丸不月而愈

一通安橋頭大有父年七十有九仲冬將出少妾入房致頭痛發熱眩暈喘急痰涎壅盛小便頻數口乾引飲遍舌生刺縮斂如荔枝然下唇黑裂面目赤色煩躁不寐或時喉間如煙火上衝急飲涼茶少解已瀕(69)於死脉洪大而無倫且有力捫其身烙(70)手此腎經虛火遊行於外投以十全大補加山茱澤瀉丹皮山藥麥門五味附子一鍾熟寐良久脉

內科摘要卷之上　終

[illegible]

症各減三四再與八味丸服之諸症悉退後⑦長令物而癢

下學顏仁成年六十有一病後入房精滑自遺二日方止又房勞感寒怒氣遂發寒熱右脇痛連心胸[illegible]療自汗盗汗如雨四肢厥冷睡中驚悸或覺上升如浮或覺下陷如墜遂致廢寢或用補藥二劑益甚脉浮大洪數按之微細此屬無火虛熱急與十全大補加山藥山茱丹皮附子一劑諸症頓愈而營此等元氣百無一二一二頓是發字也

一儒者口乾發熱小便頻濁大便秘結盜汗夢遺遂致廢寢用當歸六黃湯二劑盜汗頓止用六味地黃丸二便調和用十全大補湯及前丸兼服月餘諸症悉愈

⑫州同韓用之年四十有六時仲夏色慾過度煩熱作渴飲水不絕小便淋瀝大便秘結唾痰如湧面目俱赤滿舌生刺兩唇燥裂遍身發熱或時如芒刺而無定處兩足心如烙以冰折之作痛脉洪而無倫此腎陰虛陽無所附而發於外非火也盍大

熱而甚寒之不寒是無水也當峻補其陰遂以加減八味丸料一斤內肉桂一兩以水頓煎六碗冰冷與飲半餉已用大半睡覺而食溫粥一碗復睡至晚乃以前藥溫飲一碗乃睡至曉食熱粥二碗諸症悉退翌日畏寒足冷至膝諸症仍至或以為傷寒余曰非也大寒而甚熱之不熱是無火也陽氣亦虛矣急以八味丸一劑服之稍緩四劑諸症復退大便至十三日不通以猪膽導之諸症復作急用十全大補湯數劑方應

舉人陳履賢色慾過度丁酉孟冬發熱無時飲水不絕遺精不止小便淋瀝或用四物芩連之類前症益甚更加痰涎上湧口舌生瘡服二陳黄栢知母之類胸膈不利飲食少思更加枳殼香附肚腹作脹大便不實脉浮大按之微細余朝用四君爲主佐以熟地當歸夕用加減八味丸更以附子唾津調搽湧泉穴漸愈後用十全大補湯其大便不通小腹作脹此直腸乾澁令猪膽通之形體殊倦痰熱頓增急用獨參湯而安再用前藥而愈但劳

發熱無時其脉浮洪余謂其當慎起居否則難治彼以余言爲迂至乙巳夏復作乃服四物黃柏知母而殁

吳江晚生沈察頓首云云僕年二十有六所禀虛弱兼之勞心癸巳春發熱吐痰甲午冬爲甚其熱時起於小腹吐痰而無定時治者謂脾經濕痰鬱火用芩連枳實二陳或專主心火用三黃丸之類至乙未冬其熱多起足心亦無定時吐痰不絕或遍身如芒刺然治者又以爲陰火生痰用四物二

陳黄栢知母之類俱無驗丙申夏發熱愈甚盜汗
作渴果馮發火耶陰虚耶乞高明裁示 云 余曰
此症乃腎經虧損火不歸經當壯水之主以鎮陽
光乃就診於余果尺脉洪大餘却虚浮遂用補中
益氣及六味地黄而愈後不守禁其脉復作余謂
火令(74)可憂當慎調攝會試且緩但彼忽畧(75)至戊戌
夏果殁於京

脾胃虧損吞酸噯腐等症 七

大司馬(76)王浚川嘔吐宿滞臍腹痛甚手足俱冷脉

内科摘要卷之上　旨

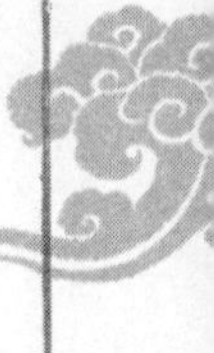

微細用附子理中丸一服益甚脉浮大按之而細用參附湯一劑頓愈

趙吏部⑰文卿患吐不止吐出皆酸味氣口⑱脉大於人迎二三倍速予投劑予曰此食鬱上宜吐不須用藥乃候其吐清水無酸氣寸脉漸减尺脉漸復翌早吐止至午脉俱平復勿藥自安後撫陝⑲右過蘇頓訪頃盡清談厚過於昔且念余在林下⑳頓以言慰之

一儒者面色痿黄胸膈不利吞酸噯腐恪服理氣

化痰之藥，大便不實，食少體倦，此脾胃虛寒，用六君加炮姜、木香漸愈，更兼用四神丸而元氣復。此症若中氣虛弱者，用人參理中湯，或補中益氣加木香、乾姜；不應，送左金丸或越鞠丸；若中氣虛寒，必加附子，或附子理中湯，無有不愈。

(81)

一上舍飲食失宜，胸腹膨脹，噯氣吞酸，以自知醫，用二陳、枳實、黃連、蒼朮、黃檗之類，前症益甚，更加足指腫痛，指縫出水。余用補中益氣加茯苓、半夏治之而愈。若腿足浮腫，或焮腫，寒熱嘔吐，亦用前

案

儒者劉濟之瘍虛不㉜利胸膈膨悶飲食無味服枳术丸不時作嘔用二陳黃連枳實痰湧氣促加紫蘇桑皮喘嗽腹脹加厚朴腹皮小便不利加㉝檳榔泄瀉腹痛悉屬虛寒用六君加姜桂二劑不應更加附子一錢二劑稍退數劑十愈六七乃以八味丸全愈

一上舍嘔吐痰涎發熱作渴胸膈痞滿或用清氣化痰降火前症益甚痰涎自出余曰嘔吐痰涎胃

氣虛寒發熱作渴胃不生津胸腹痞滿脾氣虛弱
須用參芪歸术之類溫補脾胃生發陽氣諸病自
退矣後仍服前藥益症悉至復請治余曰飲食
不入吐逆不絕泄瀉腹痛手足逆冷是謂五虛須
熱作渴虛陽越於外也脈洪大脈欲絕也死期迫
矣或曰若然殞於日乎夜乎余曰脈洪大當殞於
晝果然

余甥太宜人(84)年六十有五己卯春二月飲食後偶
聞外言拂意憾吐酸水內熱作渴飲食不進惟飲

明卜論卷之上

冷水氣口脉大而無倫面色青赤此胃中濕熱鬱火投之以藥入口即吐第三日吐酸物第七日吐酸黄水十一日吐苦水脉益洪大仍喜冷水以黄連一味煎湯冷飲少許至二十日加白朮白茯苓至二十五日加陳皮三十七日加當歸炙甘草至六十日始進清米飲半盏漸進薄粥飲調理得痊

一婦人吞酸噯腐嘔吐痰涎面色純白或用二陳黄連梔子之類加發熱作渴肚腹脹滿余曰此脾胃虧損末傳寒中不信仍作[85]火治肢體腫脹如蠱

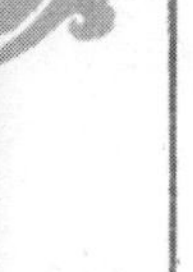

余以六君加附子木香治之胃氣漸醒飲食漸進虛火歸經又以補中益氣加炮姜木香茯苓半夏兼服全愈

一婦人性沉靜多慮胸膈不利飲食少思腹脹吞酸面色青黄用疎利之劑余曰此脾虛痞滿當益胃氣不信仍用之胸膈果滿飲食愈少余以調中益氣加香砂炮姜漸愈後以六君芎歸貝母桔梗炮姜而愈

(86)

儒云家母久患心腹疼痛每作必胸滿嘔吐厥逆

內科摘要卷之上　終

面赤唇麻咽乾舌燥寒熱不時而脉洪大衆以炎火治之屢止屢作迨乙巳春發熱頻甚用藥反劇有朱存默氏謂服寒凉藥所致欲用參术等劑介疑猶無補法乃請去齊先生以折中焉先生診而嘆曰此寒凉損真之故內真寒而外假熱也且脉息弦洪而有怪狀乃脾氣虧損肝脉乘之而然惟當溫補其胃遂與補中益氣加半夏茯苓炮姜木香一服而效家母病發月餘旦夕不安今甦然徹痊洪脉頓斂怪脉頓除諸症釋然先生之見益有

本⑧⑦軾家母餘齡皆先生所賜者林報德沒齒不忘謹述此乞附醫案諒有太史者采入倉公諸篇以垂不朽將使後者觀省焉嘉靖乙巳春月吉日陳渤絲許生⑧⑧陸仙頓首謹書

一婦人年三十餘忽不進飲食日飲清茶三五碗并少用水果三年餘矣經行每次過期而少余以爲脾氣鬱結用歸脾加吳茱萸不數劑而飲食如常若人脾腎虛而不飲食當以四神丸治之

一婦人年⑧⑨逾二十不進飲食二年矣日飲清茶果

內科摘要卷之上　終

品之類面部微黄浮腫形體如常仍能步履但體倦怠呀脾二脉弦浮按之微而帶滯余用六君加木香吳茱下痰甚多飲食頓進形體如瘦㕥膝月餘仍服六君之類而安

婦人患此見女科撮要

脾腎虧損停食泄瀉等症八

進士劉華甫停食腹痛瀉黄吐痰服二陳山梔黄連枳實之類其症益甚左關弦緊右關弦長乃肝木尅脾土用六君加木香治之而愈若食已消而

泄未已宜用異功散以補脾胃如不應用補中益
氣升發陽氣凡泄利色黃脾土虧損真氣下陷必
用前湯加木香肉蔻温補如不應當補其母宜八
味丸

光禄張淑徧飲泄瀉腹脹吐痰作嘔口乾此脾
胃之氣虛先用六君加神麴痰嘔已止再用補中
益氣加茯苓半夏瀉脹亦愈此症若濕熱壅滯當
用葛花解酲湯分消其濕濕既去而瀉未已須用
六君加神麴實脾土化酒積然雖爲酒而作實因

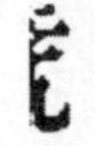
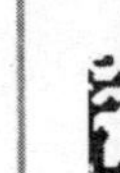

脾土虚弱不可専主濕熱

一?餘錢可久素善飲面赤痰盛大便不實此腸胃濕痰壅滞用二陳芩連山梔枳實乾葛澤瀉升麻一劑吐痰甚多大便始實此後日以黄連三錢泡湯飲之而安但如此禀厚者不多耳

一儒者善飲便滑溺濇食減胸滿腿足漸腫症屬脾腎虚寒用加減金匱腎氣丸食進腫消更用八味丸胃强脾健而愈

一男子侵晨或五更吐痰或有酸味此是脾氣虚㉒

翁用六君送四神丸而愈若脾氣鬱滯用二陳加桔梗山梔送香連丸若鬱結傷脾用歸脾湯送香連丸若胸膈不舒歸脾加柴胡山梔送左金丸若胃氣虛津液不能運化用補中益氣送左金丸

(93)一羽士停食泄瀉自用四苓黃連枳實麯蘗益甚余曰此脾腎泄也當用六君加姜桂送四神丸不信又用沉香化氣丸一服臥床不食咳則糞出幾至危殆終踐余言而愈蓋化氣之劑峻厲猛烈無經不傷無臟不損豈宜輕服

内科摘要　卷之上

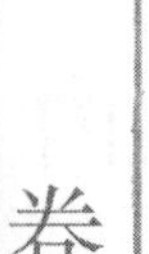

嘉靖乙未紹患肝木克脾面赤生風大腸燥結炎火衝上久之遂致臟毒下血腸鳴溏泄腹脹喘急[94]驅至絕穀瀕于殆矣諸醫方以枳實黃連之劑投之展轉增劇乃求治于立齋先生先生曰爾病脾腎兩虛內眞寒而外虛熱法當溫補遂以參朮爲君山藥黃芪肉果姜附爲臣茱萸骨脂五味歸苓爲佐治十劑俾以[95]次服之諸醫皆曰此火病也以火濟火可乎紹雅[96]信先生不爲動服之浹[97]旬盡劑而血止諸疾遄[98]已先是三年前先生過紹謂曰爾

面部赤風脾胃病也不治將深寻心憂之而急緩以須疾發又惑於衆論幾至不救微先生吾其土矣嗚呼造生之術亦神矣哉紹無以報盛德徵述梗⑨⑨槩并梓來以爲四方抱患者告庶用垂惠於無窮云長洲朱紹

脾胃虚弱停食痢疾等症九

崔司空年踰六旬患痢赤白裏急後重此濕熱壅滯用芍藥湯内加大黃二錢一劑減半又劑全愈惟急重未止此脾氣下陷用補中益氣送香連丸

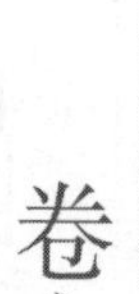

而愈

羅給事小腹急痛大便欲去不去此脾腎氣虛而下陷也用補中益氣送八味丸二劑而愈此等症候因痢疾致損元氣肢體腫脹而死者不可枚舉

少宗伯顧東江停食患痢腹痛下墜或用疏導之劑兩足脹腫食少體倦煩熱作渴脉洪數按之微細余以六君加姜桂各二錢吳茱五味各一錢煎熟令服之即睡覺而諸症頓退再劑全退此假熱而治以假寒也

太常凝菴泉嘔吐不食腹痛後重自用大黄等藥一劑腹痛益甚自汗發熱昏憒脉大余用參术各一兩炙甘草炮姜各三錢升麻一錢一鍾而甦又用補中益氣加炮薑二劑而愈

廷評曲汝爲食後入房翌午腹痛去後似痢非痢次日下皆膿血煩熱作渴神思昏倦用四神丸一服頓减又用八味丸料加五味吳茱骨脂肉蔻二劑全愈

判官汪天錫年六十餘患痢腹痛後重熱渴引冷

飲食不進用芎藥湯内加大黄一兩四劑稍應仍用前藥大黄減半數劑而愈此等元氣百無一二

過府薛允頫下血服犀角地黄湯等藥其血愈多形體消瘦發熱少食裏急後重此脾氣下陷余用補中益氣加炮姜一劑而愈

一上舍患痢後重自知醫用芎藥湯後重益甚飲食少思腹寒肢冷余以爲脾胃虧損用六君加木香炮姜二劑而愈

一老人素以酒乳同飲去後似痢非痢胸膈不寬

用痰痢等藥不效余思本草云酒不與乳同飲爲得酸則凝結得苦則行散遂以茶茗爲丸時用清茶送三五十丸不數服而瘥

一老婦食後因怒患痢裏急後重屬脾氣下陷與大劑六君加附子肉蔻煨木香各一錢吳茱五分骨脂五味各一錢五分二劑諸症悉退惟小腹脹悶此肝氣滯於脾也與調中益氣加附子木香五分四劑而愈後口內覺鹹此腎虛水泛與六味地黄丸二劑頓愈

先妣年八十仲夏患痢腹痛作嘔不食熱渴引湯下墜腹痛稍止脈鼓指而有力真氣虛而邪氣實也急用人參五錢白术茯苓各三錢陳皮升麻附子炙甘草各一錢服之睡覺索食脈症頓退再劑而安此取症不取脈也凡暴病毋論其脈當從其症時石閣老太夫人其年歲脈症皆同彼乃專治其痢遂致不起

横金陳梓園年六十面帶赤色吐痰口乾或時作瀉癸卯春就診謂余曰僕之症或以為脾經濕熱

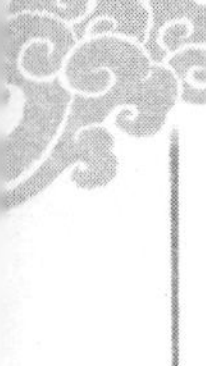

痰火作瀉，率用二陳、黄連、枳實、神麯、麥芽、白术、柴胡之類，不應，何也？余脉之，左關弦緊，腎水不能生肝木也；右關弦大，肝木乘尅脾土也。此乃脾腎虧損，不能生尅制化，當滋化源。不信，余謂其甥朱太守陽山曰：令舅不久，當殞於痢。至甲辰夏，果患痢而殁。

產後痢疾見女科撮要

脾胃虧損瘧疾寒熱等症十

冬官朱省庵停食感寒而患瘧，自用清脾截瘧二

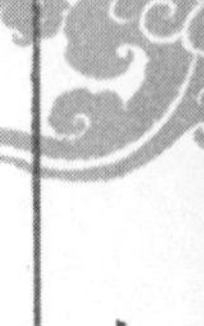

藥食後腹脹時或作痛服二陳黄連枳實之類小腹重墜腿足浮腫加白朮山查吐食未化謂余曰何也余曰食後脹痛乃脾虚不能尅化也小腹重墜乃脾虚不能升舉也腿足浮腫乃脾虚不能運行也吐食不消乃脾胃虚寒無火也治以補中益氣加吳茱炮姜木香肉桂一劑諸症頓退飲食頓加不數劑而痊大凡停食之症宜用六君枳實厚朴若食已消而不愈用六君子湯若內傷外感用藿香正氣散若內傷多而外感少用人參養胃湯

勞傷元氣兼外感用補中益氣加川芎若勞傷
元氣兼停食補中益氣加神麴陳皮若氣惱兼食
用六君加香附山梔若噯酸或食後口酸當節飲
食病作時大熱躁渴以姜湯乘熱飲之此截瘧之
良法每見發時飲啖生冷物者病或少愈多致
脾虛胃損往往不治大抵內傷飲食者必惡食外
感風寒者不惡食審係勞傷元氣雖有百症但用
補中益氣湯其病自愈其屬外感者主以補養佐
以解散其邪自退若外邪既退即補中益氣以實

其表若邪去而不實其表或過用發表虧損脾胃
皆致綿延難治凡此不問陰陽日夜所發皆宜補
中益氣此不截之截也夫人以脾胃為主未有脾
胃實而患瘧痢者若專主發表攻裏降火導痰是
治其末而忘其本前所云乃瘧之大畧如不應當
分六經表裏而治之說見各方
大抵■將[illegible]患瘧寒熱用止截之劑反發熱惡寒
飲食少思神思甚倦其脉或浮洪或微細此陽氣
虛寒余補中益氣內參芪歸术各加二三錢甘草

一錢，分加炮姜附子各一錢，二劑而寒熱止，數劑而氣復。

一儒者秋患寒熱，至春未愈，胸痞腹脹。余用人參二錢，薑二錢，煨熟頓服，寒熱即止。更以調中益氣加半夏茯苓炮姜數劑，元氣頓復。後任縣尹，每飲食勞倦疾作，服前藥即愈。大凡久瘧，乃屬元氣虛寒。蓋氣虛則寒，血虛則熱，胃虛則惡寒，脾虛則發熱，陰火下流則寒熱交作，或吐涎不食，泄瀉腹痛，手足逆冷，寒戰如慄。若誤投以清脾截瘧二

飲多致，也

一上舍，秋至夏秋非停食作瀉必瘧痢霍亂過勞吐痰頭眩體倦發熱惡寒用四物二陳芩連枳實山梔之類患瘧服止截之藥前症益甚時或遍身如芒刺然余以補中益氣加茯苓半夏內參芪各用二錢歸术各一錢十餘劑少愈若間斷其藥諸病仍至連服三十餘劑全愈又服還少丹半載形體充實

婦人瘧久不愈發後口乾倦甚用七味白术散

加麥門五味作大劑煎與恣飲再發稍可乃用補中益氣加茯苓半夏十餘劑而愈凡截瘧余常以參朮各一兩生薑四兩煨熟煎服即止或以大劑補中益氣加煨薑尤效生薑一味亦效

東洞庭馬志卿瘧後形體骨立發熱惡寒食少體倦用補中益氣內參芪歸朮各加三錢甘草一錢五分炮薑二錢一劑而寒熱止數劑而元氣復

一婦人久患寒熱服清脾飲之類胸膈飽脹飲食減少余用調中益氣加茯苓半夏炮薑各一錢二

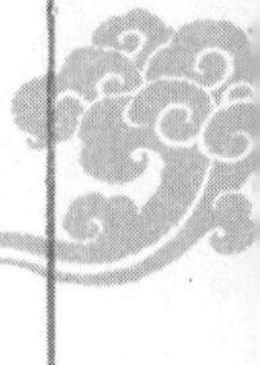

劑而痊

一婦人勞役停食患瘧或用消導止截飲食少思體瘦腹脹余以補中益氣倍用參芪歸术甘草加茯苓半夏各一錢五分炮薑五錢一劑頓安又以前藥炮薑用一錢不數劑元氣復而全愈

產後瘧疾見女科撮要

脾肺虧損咳嗽痰喘等症十一

[103]大參李北泉時唾痰涎內熱作渴肢體倦怠勞而足熱用清氣化痰益甚余曰此腎水泛而為痰法

嘗補腎不信另進滚痰丸一服吐瀉不止飲食不入頭暈眼閉始信余用六君子湯數劑胃氣漸復却用六味丸月餘諸症悉愈

(104) 鴻臚蘇龍溪咳嗽氣喘鼻塞流涕余用參蘇飲一劑以散寒邪更用補中益氣湯以實腠理而愈後因勞怒仍作自用前飲益甚加黃連枳實腹脹不食小便短少服二陳四苓前症愈劇小便不通余曰腹脹不食脾胃虛也小便短少肺腎虛也悉因攻伐所致投以六君加黃芪炮薑五味二劑諸症

內科摘要卷之上

頓退再用補中益氣加炮姜五味數劑全愈

105 地官李北川勞咳嗽余用補中益氣湯即愈一日復作自用參蘇飲益甚更服人參敗毒散項强口噤腰背反張余曰此誤汗亡津液而變痓矣仍以前湯加附子一錢四劑而痊感冒咳嗽若誤行發汗過多喘促呼吸不利吐痰不止必患肺癰矣

侍御譚希曾咳嗽吐痰手足時冷余以爲脾肺虚寒用補中益氣加炮姜而愈

106 職方王用之喘嗽作渴面赤鼻乾余以爲脾肺有

熱用二陳加芩連山梔桔梗麥門而愈

僉憲阮君聘咳嗽而自鼻流清涕此脾肺虛而兼外邪用補中益氣加茯苓半夏五味治之而愈又用六君[illegible]之類而安

司廳(107)陳同[illegible]素陰虛患咳嗽以自知醫用發表化痰之劑不應用清熱化痰等藥其症愈甚余曰此脾肺虛也不信用牛黃清心丸更加胸腹作脹飲食少思足三陰虛症悉見朝用六君桔梗升麻麥門五味補脾土以生肺金夕用八味丸補命門火

內科摘要卷之上 三

以生脾土諸症漸愈經云不能治其虛安問其餘此脾土虛不能生肺金而金病復用前藥而反瀉其火吾不得而知也

中書⑩⑧鮑希伏素陰虛患咳嗽服清氣化痰丸及二陳芩⑩⑨連之類痰益甚用四物黄栢知母玄參之類腹脹咽啞右關脉浮弦左尺脉洪大余曰脾土既不能生肺金陰火又從而之尅⑪⓪當滋化源朝用補中益氣加山茱麥門五味夕用六味地黄加五味子三月餘喜其慎疾得愈

武選汪[illegible]之飲食起居失宜咳嗽吐痰用化痰發散之藥時仲夏脉洪數而無力胸滿面赤吐痰腥臭汗出不止余曰水泛爲痰之症而用前劑是謂重亡津液得非肺癰乎不信仍服前藥翌日果吐膿脉數左三右寸爲甚始信用桔梗湯一劑膿數頓止再劑全止面色頓白仍於憂惶余曰此症面白脉澁不治自愈又用前藥一劑佐以六味丸治之而痊

錦衣李大用素不慎起居吐痰自汗咳嗽發熱服

二陳芩連枳殼山梔之類前症不減飲食少思用四物二陳芩連黃柏知母玄參之類前症愈甚更加胸腹不利飲食益少內熱晡熱加桑皮紫蘇杏仁紫菀桔梗之類胸膈膨脹小便短少用猪苓澤瀉白朮茯苓枳殼青皮半夏黃連蘇子胸膈痞滿脇肋膨脹小便不通加茵陳葶藶喘促不能飲食不進余診之六脉洪數肺腎二部尤甚余曰脾土既不能生肺金而心火又乘之此肺癰之作也當滋化源[illegible]不救不信後唾膿痰復求治余曰胸

膈痞滿脹上敗也喘促不卧肺金敗也小便不通腎水敗也脇肋膨脹肝木敗也飲食不化心火敗也此化源既絕五臟已敗然藥豈能生耶已而果然

綠窗姚全者素鬱怒年近六十脾胃不健服香燥行氣飲食少思兩脇脹悶服行氣破血飲食不入右脇脹痛喜用手按彼疑爲瘀氣痰飲内傷余曰乃肝木尅脾土而脾土不能生肺金也若内有瘀血雖单衣亦不敢着肉用滋化源之藥四劑諸症

嗽甚彼以為愈余曰火令在邇(112)當補脾土以保肺金彼不信後復作另用痰火之劑益甚求治於關右寸滑數此肺內潰矣仍不信乃服前藥果吐穢膿而歿

學士(113)吳北川過飲痰壅舌本強硬服降火化痰藥痰氣益甚胸膈不遂余作脾虛濕熱治之而愈

上舍史瞻之每至春咳嗽用參蘇飲加芩連桑杏乃愈乙巳春患之用前藥益甚更加喉瘖就治於余脈洪數而無力余曰此是腎經陰火刑剋肺金當

滋化源遂以六味丸料加麥門五味炒梔及補中
益氣湯而愈
儒者張克明咳嗽用二陳芩連枳殻胸滿氣喘侵
晨吐痰加蘇子杏仁口出痰涎口乾作渴余曰侵
晨吐痰脾虚不能消化飲食胸滿氣喘脾虚不能
生肺金涎沫自出脾虚不能收攝口乾作渴脾虚
不能生津液遂用六君加炮薑肉果溫補脾胃更
用八味丸以補土母而愈
一男子夏月吐痰或嗽用胃火藥不應余以爲火

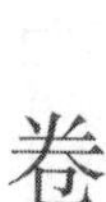

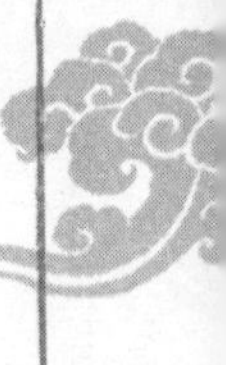

乘肺金用麥門冬湯而愈後因勞復嗽用補中益氣加桔梗山梔片芩麥門五味而愈但口乾體倦小便赤澁日用生脉散而痊若咳而屬胃火有痰宜竹葉石膏湯胃氣虚宜補中益氣加貝母桔梗若陰火上衝宜生脉散送地黄丸以保肺氣生腎水此乃真臟之患非滋化源決不能愈

一婦人患咳嗽脇痛發熱日晡益甚用加味逍遥散熟地治之而愈年餘因怒氣勞役前症仍作又太陽痛或寒熱往來或咳嗽遺尿皆屬肝火血虚

陰挺痿痺用前散及地黄丸月餘而瘥

表弟婦咳嗽發熱嘔吐痰涎日夜約五六碗喘嗽不寧胸[114]痞躁渴飲食不進崩血如涌此命門火衰脾土虚寒用八味丸及附子理中湯加減治之而愈詳見婦人血崩

一婦人不得於姑[115]患咳胸膈不利飲食無味此脾肺俱傷痰鬱於中先用歸脾湯加山梔撫芎貝母桔梗諸症漸愈後以六君加芎歸桔梗間服全愈

一婦人咳嗽早間吐痰甚多夜間喘急不寐余謂

内科摘要卷之上終

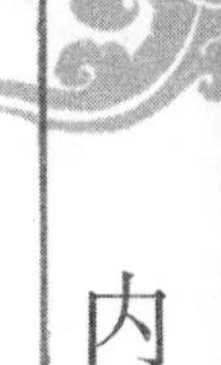

早間多痰乃脾虛飲食所化夜間喘急乃肺虛陰火上衝遂用補中益氣加麥門五味而愈

一婦人飲食後因怒患瘧嘔吐用藿香正氣散二劑而愈後復怒吐痰甚多狂言熱熾胸脇脹痛手按必甚脈洪大無倫按之微細此屬肝脾二經血虛以加味逍遙散加熟地川芎二劑脈症頓退再用十全大補而安此症若用疎通之劑是犯虛虛之戒矣

上舍陳道復長子虧損腎經久患咳嗽午後益甚

余曰當補脾土滋化源使金水自能相生時孟春不信乃服黄栢知母之類至夏吐痰引飲小便頻數面目如緋(116)余以白术當歸茯苓陳皮麥門五味丹皮澤瀉四劑乃以參芪熟地山茱爲丸俾服(117)之諸症頓退後請視余以爲信遂用前藥如常與之彼仍泥(118)不服卒致不起

産後咳嗽見女科撮要

各症方藥十二

四物湯　治肝脾腎血虚發熱或日晡熱甚頭目

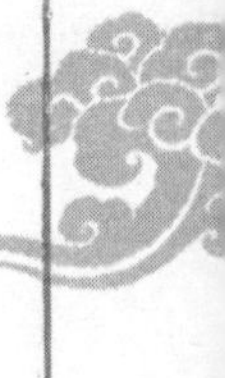

不清或煩燥不寧胸膈作脹或脇作痛宜用此湯若脾氣虛而不能生血宜用四君子湯若脾氣鬱而虛宜用歸脾湯若腎水涸而不能生肝血宜用六味丸

當歸二錢　熟地黃三錢　芍藥二錢　川芎一錢五分

右水煎服

加味四物湯即前方加白术茯苓柴胡丹皮

四君子湯治脾胃虛弱飲食少進或肢體臃脹肚腹作痛或大便不實體瘦面黃或胸膈虛痞痰

喊吞酸若因脾胃虚寒而致宜香砂六君子若因脾經鬱結而致宜歸脾湯若因肝木侮脾胃而致宜用六君加木香芎藥若命門火虚而致宜用八味丸

人參　白术　茯苓各二錢　甘草炙一錢

右薑棗水煎服

異功散　治久咳不已或腹滿少食或面腫氣逆又治脾胃虚弱飲食少思等症即前方加陳皮

六君子湯即四君子加半夏陳皮治脾胃虚弱飲

食少思或久患痢疾若見內熱或飲食難化作酸乃屬虛火須加炮薑其功甚速

香砂六君子湯　即前方加香附藿香砂仁

人參理中湯　治脾胃虛弱飲食少思或去後無度或嘔吐腹痛或飲食難化胸膈不利或瘧疾中氣虛損久不能愈或中氣虛弱痰氣不利口舌生瘡加附子名附子理中湯治中氣虛寒而患前症又治入房腹痛手足逆冷或犯寒氣或食冷物

人參　白朮　乾薑炮　甘草炙，各等分

右每服五七錢或一兩，水煎服。

附子理中湯　治脾胃虛寒，手足厥冷，飲食不入，或腸鳴切痛，嘔逆吐瀉。即前方加附子等分，煎服。

八珍湯　治氣血虛弱，惡寒發熱，煩躁作渴，或不時寒熱，眩暈昏憒，或大便不實，小便赤淋，或飲食少思，小腹脹痛等症。即四物、四君合方。

十全大補湯　即八珍加黄芪、肉桂。治症同前，又治遺精白濁自汗盗汗或内熱晡熱潮熱發熱或口乾作渴喉痛舌裂或胸乳膨脹脇肋作痛或臍腹陰冷便溺餘滴或頭頸時痛眩暈目花或心神不寧寤而不寐或形容不充肢體作痛或鼻吸氣冷急趨氣促此皆是無根虚火但服此藥諸症悉退

(119)

人參養榮湯　治脾肺俱虚發熱惡寒四肢倦怠肌肉消瘦面黄短氣食少作瀉若氣血虚而變見諸症莫能名狀勿論其病勿論其脉但用此

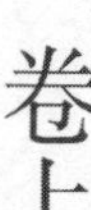

湯其病悉退

白芍藥半錢　人參　陳皮　黄芪蜜炙

桂心　當歸　白术　甘草炙各一錢

熟地黄　五味子炒杵　茯苓各七分半　遠志五分

右薑棗水煎服

當歸補血湯　治氣血俱虚肌熱惡寒面目赤色煩渴引飲脉洪大而虚重按似無此脉虚血虚也此病多有得於飢飽勞役者

黄芪炙一兩　當歸酒製二錢

內科摘要

右水煎服

當歸六黄湯

當歸　黄芪炒　生地黄　熟地黄各一錢

黄芩　黄連　黄栢各炒焦五分

右水煎服

獨參湯　治一切失血惡寒發熱作渴煩躁蓋血生於氣故血脫補氣陽生陰長之理也

人參二兩

右棗十枚水煎服

歸脾湯　治思慮傷脾不能攝血致血妄行或健忘怔忡驚悸盜汗或心脾作痛嗜卧少食或大便不調或肢體重痛月經不調赤白帶下或因脾而患瘧痢

人參　白朮　白茯苓　龍眼肉　酸棗仁　黄芪各二錢　遠志　當歸　木香　甘草炙各五分

右薑棗水煎服

加味歸脾湯即前方加柴胡山梔

加減八味丸　治腎水不足虚火上炎發

口舌生瘡或牙齦潰爛咽喉作痛或形

寢汗發熱五臟齊損即六味丸加肉桂

八味丸一名地黄丸一名腎氣丸　治腎經不足發熱作

淋秘氣壅痰嗽頭目眩暈眼花耳聾咽

齒牙不固腰腿痿軟自汗盜汗便血諸

水泛爲痰血虚發熱等症其功不能盡

熟地黄八兩杵膏　山茱萸肉　乾山藥各

牡丹皮　白茯苓　澤瀉各兩

右各另爲末和地黃加煉蜜丸桐子大
八十丸空心食前滚湯下

八味丸　治命門火衰不能生土以致脾
飲食少思大便不實臍腹疼痛夜多漩
即六味丸加肉桂附子各一兩

補中益氣湯　治中風虚弱四肢倦怠口
飲食無味或飲食失節勞倦身熱脉洪
或頭痛惡寒自汗或氣高而喘身熱而
細軟弱自汗體倦少食或氣虚不能攝

食勞役而患瀉痢等症因脾胃虛而久

或元氣虛弱感冒風寒不勝發表宜用

若病後脾胃久虛四臟不能相生或酒

情後慘不樂目䀮䀮不明陽氣鬱遏者

予以回陽

黄芪炙蜜九分　甘草炙　人參　當歸

白术炒各一錢　升麻　柴胡各三分　陳皮

餘方見下卷

摘要卷之上終

校注

①車驾：古代官名，帝王的车马侍官。

②沉：吴本作『沈』。《字彙》『沉』同『沈』。

③州判：为中国古代文官官职名，清代知州的佐官，分掌粮务、水利、海防、巡捕诸事，均从七品官。

④毋：吴本作『母』。

⑤殁（mò）：死。

⑥幃幙（mù）：亦作『帷幔』，帐子，此处指性生活。『幙』『幕』的异体字。

⑦僉憲（qiān xiàn）：古时称御史为宪台。『佥宪』为官名，佥都御史的美称，掌管考查官吏。

⑧囘（huí）：同『回』。

⑨疾：吴本作『病』。

⑩大尹：对府县行政长官的称呼。

⑪恪（kè）：谨慎、恭敬。

⑫澁（sè）：『涩』的异体字。

⑬□□：此处底本脱字。吴本作『脾不』。

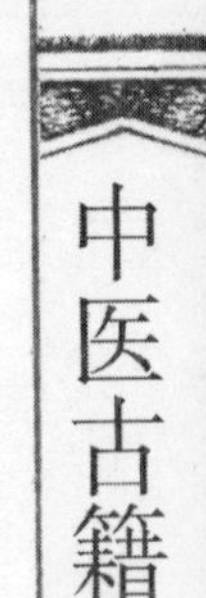

⑭□□□□□□：此处底本脱字。吴本作『不能升也痒起』六字。钦定四库全书作『陷也身如蟲行痒起』八字。

⑮憲幕：官吏名。『宪』是明清对知府以上官员的尊称，『幕』就是幕客，幕僚。

⑯濇(sè)：『澀』的异体字。

⑰庠（xiáng）生：科举时代称府、州、县学的生员。明清时为秀才的别称。『庠』，古代称学校。

⑱錦衣：精美华丽的衣服，旧指显贵者的服装。亦指锦衣卫的官员。

⑲蹇澁（jiǎn sè）：迟钝，不顺利。

⑳晡（bū）：申时，即午后三点至五点。

㉑目劄（zhá）：病名，首见于《审视瑶函》。又称目连札、小儿两目连劄、目札等。目劄是因风邪侵目，或精血不足，目失濡养所致。以胞睑频频眨动，不能自主控制为主要表现的外障类疾病。

㉒殞（yǔn）：死亡。

㉓進士：科举时代称殿试考取的人。明清时，举人经会试及格后即可称为进士。

㉔悮（wù）：通『误』。

㉕光祿：官名。秦汉负责守卫宫殿门户的宿卫之臣，后逐渐演变为专掌宫廷杂务之官。本名郎中令，秦已设置。汉武帝太初元年（前104），改名光禄勋。南朝梁改称光禄卿。北朝齐有光禄寺，官称光禄寺卿，兼掌皇室膳食等事。历代沿袭，清末始废。

㉖血虚也：吴本此后有『脉虚浮是气虚也』七字。

㉗見：同『现』。

㉘栢（bǎi）：『柏』的异体字。

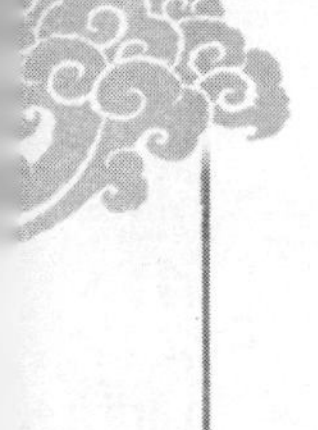
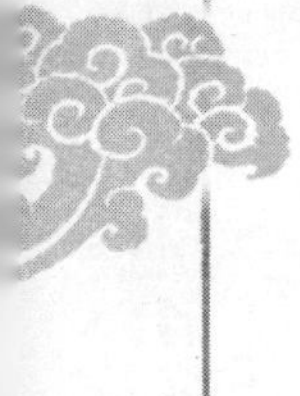
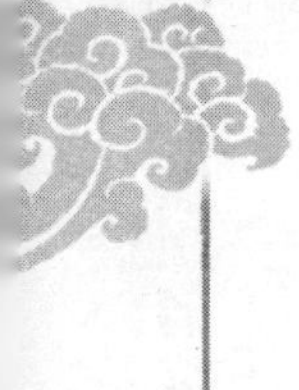

㉙葢（gài）：同『盖』，连词，承接上文申说理由或原因。
㉚胡：文言疑问词，为什么，何故。
㉛□：此处底本模糊，吴本作『滋』。
㉜痊：吴本作『愈』。意义相同，为病好了，恢复健康。
㉝蜹（ruì）：昆虫，体长二三毫米，头小，色黑，胸背隆起，吸人畜的血液，幼虫栖于水中。这里做动词，虫咬。
㉞武選：掌卫士官选授、升调、袭替、功赏之事。
㉟黯：同『黯』。
㊱効：『效』的异体字。
㊲陥：吴本作『陷』。
㊳人日：汉族传统节日。时在农历正月初七。
㊴□□：此处底本模糊，吴本作『舍亲』。对人谦称自己的亲戚。
㊵煖：『暖』的异体字。
㊶内艱：旧时遭母丧称『内艰』。
㊷儀部：对礼部主事及郎中的别称。
㊸太守：官名。秦置郡守，汉景帝时改名太守，为一郡最高的行政长官。宋以后改郡为府或州，太守已非正式官名，只用作知府、知州的别称。明清时专指知府。
㊹罨（yǎn）：覆盖，掩盖。
㊺倣（fǎng）：『仿』的异体字。

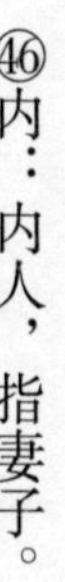
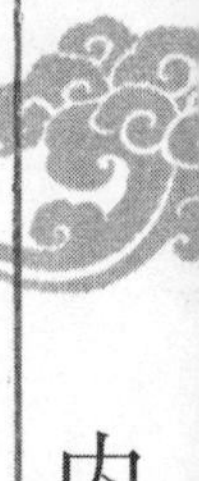
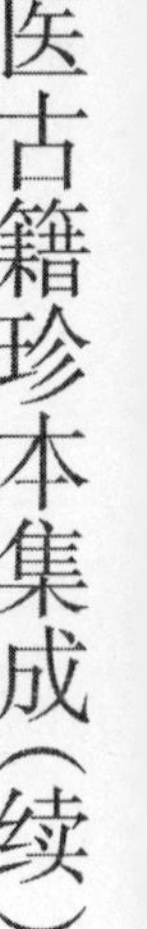

㊻内：内人，指妻子。

㊼儒者：尊崇儒学、通习儒家经书的人。汉以后泛指一般读书人。

㊽敝止：对自己住所的卑称。

㊾府庠：府学。府指储藏文书或财物的地方。

㊿向使：假使，假令。

51泥：固执，死板，拘泥。

52旋踵（zhǒng）：掉转脚跟。形容时间短促。

53侍御：唐代称殿中侍御史、监察御史为侍御。后世因沿袭此称。

54□□□□□□：此处底本模糊，吴本作『男子食少胸闷』。钦定四库全书作『胸腹胀满手足』。

55□□□□□□：此处底本模糊，吴本作『欲作呕自用清』。钦定四库全书作『當服清』。

56尋：顷刻，不久。

57嚬（pín）：笑的样子。吴本作『濒』，义胜。

58嚥（yàn）：『咽』的异体字。

59敢：谦辞，『不敢』的简称，冒昧的意思。

60廷评：官名，亦作『廷平』、『廷尉评』。汉时为廷尉属官，掌平决诏狱事。

61寒中：中医指邪在脾胃而为里寒的病症。多因脾胃虚寒，邪从寒化，或由劳倦内伤转变而成。有脘腹疼痛、肠鸣泄泻等症状。

62氷：『冰』的异体字。

63木：吴本作『术』，当从。

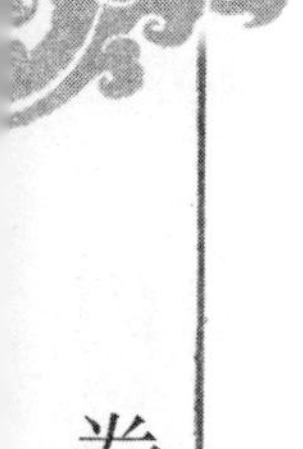
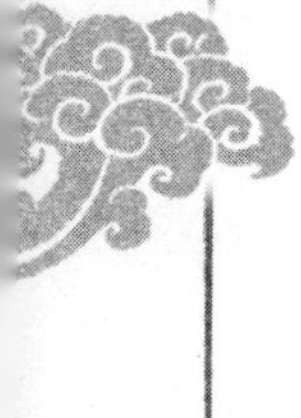
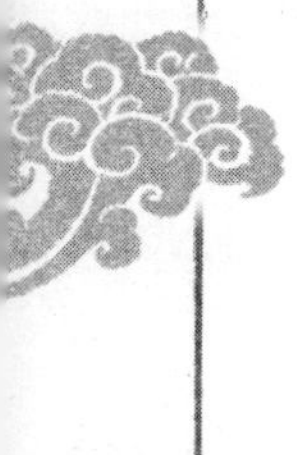

⑭喟（kuì）：叹气的样子。

⑮工部：中国古代中央官署名，为掌管营造工程事项的机关，与吏、户、礼、兵、刑并称六部。长官为工部尚书，曾称冬官、大司空等。

⑯甌：小盆。

⑰革（jí）：通『亟』。（病情）危急。

⑱倏：『倐』的异体字。迅疾，忽然。

⑲濱（bīn）：同『濒』。靠近，临近。

⑳烙（luò）：灼热，烫。

㉑畏：避开，避免。

㉒州同：官名。即州同知，为知州的副职。

㉓覺（jué）：睡醒。

㉔火令：火气当令之时，即夏季。

㉕畧（lüè）：『略』的异体字。

㉖司馬：古代官名，古代中央政府中掌管军政和军赋的长官。汉大将军、将军、校尉之属官都有司马，专掌兵事。

㉗吏部：古代官制六部之一。主管吏的任免、考课、升降、调动等事务。长官为吏部尚书。位次在其他各部之上。

㉘氣口：即寸口。为手太阴肺经所循，位于手腕后桡动脉搏动处，以候十二经之气。

㉙右：地理上指西方，此指陕西。

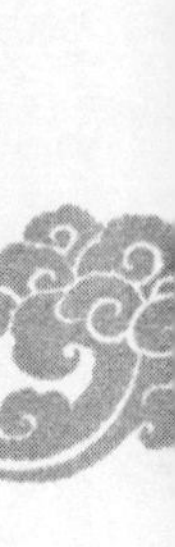

⑳林下：幽僻之境，引伸指退隐或退隐之处。
㉛□：此处底本模糊，吴本作『舍』。宋代太学分外舍、内舍和上舍，学生可按一定的年限和条件依次而升。见《宋史·选举志三》。明清以『上舍』为监生的别称，此处是对一般读书人的尊称。
㉜場屋不利：指科举考试不利。
㉝梹：同『檳』。
㉞太宜人：明清时五品官之母或祖母的封号。
㉟穴：吴本作『火』。钦定四库全书作『实』。
㊱疎：『疏』的异体字。
㊲歟（yú）：文言助词，表示疑问、感叹、反诘等语气。
㊳眷生：旧时两家通婚后，尊长对姻亲晚辈的自称。
㊴踰：『逾』的异体字。
㊵尅：『克』的异体字。
㊶酲（chéng）：喝醉了神志不清。
㊷侵晨：黎明，早晨初现光亮。
㊸羽士：旧指道士。
㊹馴（xùn）：逐渐地，循序渐进。
㊺以次：按次序。
㊻雅信：素来的信任。
㊼浹旬：一旬，十天。十日为浹旬。

⑱遄（chuán）已：迅速痊愈。『遄』，迅速。
⑲槩：『概』的异体字。
⑳皷：吴本作『鼓』。
㉑屋：吴本作『属』。
㉒末：吴本作『术』。
㉓大参：参政的别称。明于布政使下置左右参政。
㉔鴻臚（hóng lú）：鸿胪为官署名。东汉以后，大鸿胪主要职掌为朝祭礼仪之赞导。
㉕地官：古代六官（天、地、春、夏、秋、冬）之一。掌管土地和人民。
㉖職方：古官名。唐宋至明清皆于兵部设职方司。
㉗司廳：官署名。即司务厅，置于六部，主省属抄目，出纳文书。
㉘中書：官名。于内阁置中书数人，掌管撰拟、记载、翻译、缮写。
㉙苓：吴本作『芩』。钦定四库全书作『芩』。
㉚之尅：钦定四库全书作『尅之』。
㉛徤：同『健』。
㉜在邇（ěr）：临近的意思。『迩』，《说文》：『近也。』
㉝學士：泛指普通读书人。
㉞胸痓：同『瘗（yì）』，《尔雅·释言》：幽也。胸部幽闷不舒。
㉟不得於姑：与小姑相处不好。
㊱緋：红色。

⑪⑦俾服：给服，使服。

⑪⑧泥：拘泥。

⑪⑨趍（qū）：同『趋』。疾行，奔走。

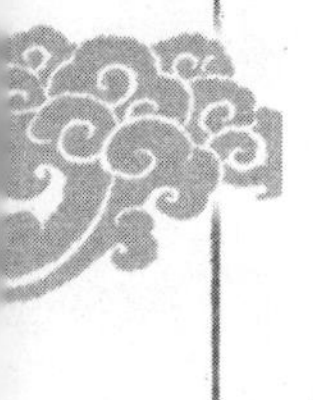

内科摘要卷之下

吴郡　薛　己著

後學蔣宗澹校

脾腎虧損頭眩痰氣等症

閣老①梁厚齋氣短有痰，小便赤濇，足跟作痛，尺脉浮大，按之則濇，此腎虚而痰飲也。用四物送六味丸，不月而康。仲景先生云：氣虚有飲，用腎氣丸補而逐之。誠開後學之朦②瞶，濟無窮之夭枉。腎氣丸即六味也。

都③憲孟有涯氣短痰暈服辛香之劑痰盛遺尿兩尺浮大按之如無余以爲腎家不能納氣歸源香燥致甚耳用八味丸料三劑而愈

孫都憲形體豐厚勞神善怒面帶陽④色口渴吐痰或頭目眩暈或熱從腹起左三脉洪而有力右三脉洪而無力余謂足三陰虧損用補中益氣加麥門五味及加減八味丸而愈若人少有老態不耐寒暑不勝勞役四時迭⑤病皆因少時氣血方長而勞心虧損或精血未滿而御⑥女過傷故其見症難

以悉獲此精氣不足但滋化源其病自痊又若飲食勞役七情失宜以致諸症亦當治以前法設或六淫所侵而致諸症亦因真氣內虛而外邪乘襲尤當固胃氣爲主蓋胃爲五臟之根本故黄柏知母不宜輕用恐復傷胃氣也大凡雜症屬內因乃形氣病氣俱不足當補不當瀉傷寒雖屬外因亦宜分其表裡虛實治當審之

昌平⑦守王天成頭暈惡寒形體倦怠得食稍愈勞而益甚寸關脉浮大此脾肺虛弱用補中益氣加

蔓荆子而愈後因勞役發熱惡寒譫言不寐得食稍安用補中益氣湯而痊

大尹祝支山因怒頭暈拗⑧內筋攣時或寒熱日晡熱甚此肝火筋攣氣虚頭暈用八珍加柴胡山梔牡丹皮二十餘劑而愈

上舍顏桐谷會飲於周上舍第問余曰向孟有涯陳東谷俱爲無嗣納寵已而得疾皆頭暈吐痰並用蘇合香丸惟有涯得生何也余曰二症因腎虚不能納氣而爲頭暈不能制水而爲痰涎東谷專

主攻痰行氣有涯專於益火補益故耳後余應杭人之請稠不房勞過度亦患前症或用清氣化痰愈甚顧曰我病是腎虚不能納氣歸源治者不悟而殘惜哉

一男子素厚味胸滿痰盛余曰膏粱之人內多積熱與法製清氣化痰丸而愈彼爲有驗修合餽送脾胃虚者無不受害

先兄體貌豐偉唾痰甚多脉洪有力殊不耐勞遇風頭暈欲仆口舌破裂或至赤爛誤食薑蒜少許

尸瘡益甚服八味丸及補中益氣加附子錢許即
愈停藥月餘諸症仍作此命門虚火不歸源也
肝腎虧損血燥結核等症二
儒者楊澤之性躁嗜色缺盆結一核此肝火血燥
筋攣法當滋腎水生肝血不信乃内服降火化痰
外敷南星商陸轉大如碗余用補中益氣及六味
地黄間以蘆薈丸年餘元氣漸復而腫消
一男子素善怒左項微腫漸大如升用清痰理氣
而大熱作渴小便頻濁余謂腎水虧損用六味地

黄補中益氣而愈亦有胸脇等處大如升斗或破而如菌如榴不問大小俱治以前法

一男子頸間結核大潰年餘一男子鬢間一核初如豆粒二年漸大如桃悉用清肝火養肝血益元氣而愈

舉人江節夫⑨頸臂脇肋各結一核⑩恪服祛痰降火軟堅之劑益甚余曰此肝膽經血少而火燥也彼執前藥至明年六月各核皆潰脉浮大而濇余斷以秋金將旺肝木被尅必不起後果然

脾腎虧損小便不利肚腹膨脹等症 三

大尹劉天錫內有濕熱大便滑利小便濇滯服淡滲之劑愈加滴瀝小腹腿膝皆腫兩眼脹痛此腎虛熱在下焦淡滲導損陽氣陰無以化遂用地黃滋腎二丸小便如故更以補中益氣加麥門五味兼服二⑪愈

州守王用之先因肚腹膨脹飲食少思服二陳枳實之類小便不利大便不實咳痰腹脹用淡滲破氣之劑手足俱冷此足三陰虛寒之症也用金匱

腎氣丸不月而康

州同⑫劉禹功素不慎起居七情以致飲食不甘胸膈不利用消導順氣肚腹痞悶吐痰氣逆用化痰降火食少泄瀉小腹作脹用分利降火小便澀滯氣喘痰涌服清氣化痰丸小便愈滯大便愈瀉肚腹脹大肚臍突出不能寢臥六脈微細左寸虛甚右寸短促此命門火衰脾腎虛寒之危症也先用金匱加減腎氣丸料內桂附各一錢五分二劑下瘀穢甚多又以補中益氣送二神丸二劑諸症悉

退五六又用前藥數劑并附子之類貼腰臍及湧泉穴寸脉漸復而安後因怒腹悶惑於人言服沉香化氣丸大便下血諸症悉至余曰此陰絡傷也辭不治果殁

一富商飲食起居失宜大便乾結常服潤腸等丸後胸腹不利飲食不甘口乾體倦發熱吐痰服二陳黄連之類前症益甚小便滴瀝大便泄瀉腹脹少食服五苓藿麥之類小便不通體腫喘嗽用金匱腎氣丸補中益氣湯而愈

一儒者失於調養飲食難化胸膈不利或用行氣消導藥咳嗽喘促服行氣化痰藥肚腹漸脹服行氣分利藥睡臥不能兩足浮腫小便不利大便不實脉浮大按之微細兩寸皆短此脾腎虧損朝用補中益氣加薑附夕用金匱腎氣加骨脂肉果各數劑諸症漸愈再佐以八味丸兩月乃能步履却服補中八味半載而康

一男子素不善調攝唾痰口乾飲食不美服化痰行氣之劑胸滿腹膨痰涎愈盛服導痰理脾之劑

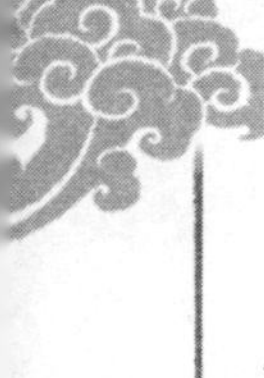

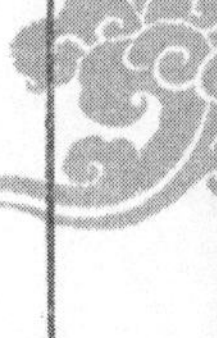

肚腹膨脹二便不利服分氣利水之劑腹大滿痛睡臥不得服破血消導之劑兩足皆腫脉浮大不及於寸口朝用金匱加減腎氣丸夕用補中益氣湯煎送前丸月餘諸症漸退飲食漸進再用八味丸補中湯月餘自能轉側又兩月而能步履却服大補湯還少丹又半載而康後稍失調理其腹仍脹服前藥即愈

一男子患前症余爲壯火補土漸愈彼欲速服攻積之劑下血甚多余診之曰此陰絡傷故血內溢⑬

非所宜也後果殁

一男子胸膈痞悶專服破氣之藥余曰此血虛病也血生於脾土若服前藥脾氣弱而血愈虛矣不信又用內傷之藥⑭反吐血余曰此陽絡傷也後果然

大方⑮世家湖鄉離羣索居山妻趙氏忽嬰痰熱治者多以寒涼偶得小愈三四年餘屢進屢退⑯于是元氣消爍庚子夏遍身浮腫手足麻冷日夜咳嗽煩躁引飲小水不利大肉盡去勢將危殆幸遇先

生診之脉洪大而無倫按之如無此虛熱無火法當用壯火之源以生脾土與金匱腎氣丸料服之頓覺小水通決如泉俾日服前丸及大補之藥二十餘劑而愈三四年間平康無恙迄今甲辰仲春悲哀動中⑰前症復作體如焚燎口內盡腐腹脹腫滿食不下咽者四日夫婦相顧束手待斃而已又承先生視之按以八味丸一服神思清爽服金匱腎氣丸料加參芪歸朮未竟夕而胸次漸舒⑱陡然思食不三日而病去五六矣嗣後日用前二丸間服

逾日[19]而起至秋初復患痢又服金匱腎氣丸料加參芪歸朮黄連吳茱木香痢遂止但覺後重又用補中益氣加木香黄連吳茱五味數劑而全愈大方自分寔[20]素命亦蹇[21]劉山妻抱病沉痼本難調攝苟非先生援[22]棣塡墪未[23]克今不肖[24]奔走衣食於外而可無內顧之憂矣然則先生之仁庇固不肖全家之福亦不肖全家之感也斯言也當置之座右以爲子孫世誦之不肖嘗侍先生之側檢閱醫案始知山妻奏功顛末遂秉書紀一二以樂之聖且彰

先生用藥之神萬一云吳門晚學生沈大方履文
再拜頓首謹書

脾胃虧損暑濕所傷等症四 附飡生冷入房

大司徒李蒲汀㉕南吏部少宰㉖時患黄疸當用淡滲之劑公尚無嗣猶豫不决余曰有是病而用是藥以茵陳五苓散加苓連山梔二劑而愈辛卯得子公執余手而笑曰醫方猶入公案也㉗設君避毀譽殘喘安得享餘年而遂付㉘訂之望哉肅凝禮遇益

應㉙天王治中遍身發黃妄言如狂苦于胸痛手不可近此中焦畜血爲患用桃仁承氣湯一劑下瘀血而愈

太守宋陽山弟下部蓄血發狂用抵當湯而愈

一儒者每春夏口乾發熱勞則頭痛服清涼化痰藥瀉喘煩躁用香茹飲神思昏憒脉大而虛此因閉藏之際不遠幃幙爲患名曰注夏用補中益氣去柴胡升麻加五味麥門炮姜一劑脉益甚仍用前藥加肉桂五分服之卽𮎰更用六味丸而痊

內科摘要卷之下

一儒者體肥善飲仲秋痰喘用二陳芩連益甚加桑皮杏仁盜汗氣促加貝母枳殼不時發熱余以爲脾肺虛寒用八味丸以補土母補中益氣以接中氣而愈

一男子夏月入房食冰果腹痛余用附子理中湯而愈有同患此者不信別用二陳芩連之類而死

一男子盛暑發熱胸背作痛飲湯自汗用發表之藥昏憒譫語大便不實吐痰甚多用十全大補一劑頓退又用補中益氣加炮姜二劑全愈

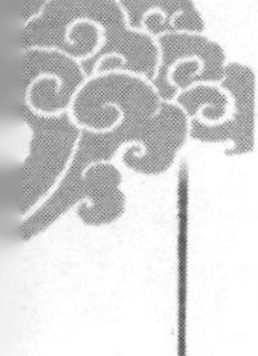

肝脾腎虧損頭目耳鼻等症　五

給事㉚張禹功目赤不明服祛風散熱藥反畏明重聽脉大而虚此因勞心過度飲食失節以補中益氣加茯神棗仁山藥山茱五味頓愈又勞役復甚用十全大補兼以前藥漸愈卻用補中益氣加前藥而痊東垣云諸經脉絡皆走於面而行空竅其清氣散於目而爲精走於耳而爲聽若心煩事冗飲食失節脾胃虧損心火太甚㉛百脉沸騰邪害孔竅而失明矣況脾爲諸陰之首目爲血脉之宗脾

虚則五臟之精氣皆為失所若不理脾胃不養神血乃治標而不治本也

少宰李蒲汀耳如蟬鳴服四物湯耳鳴益甚此元氣虧損之症五更服六味地黄丸食前服補中益氣湯頓愈此症若血虚而有火用八珍加山梔柴胡氣虚而有火四君加山梔柴胡若因怒就聾或鳴實用小柴胡加芎歸山梔虚用補中益氣加山梔午前甚用四物加白术茯苓久須用補中益氣午後甚用地黄丸㉜

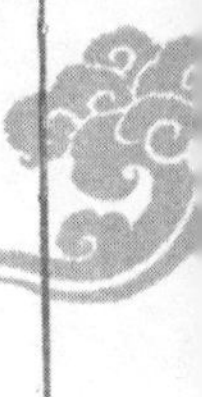

少司馬㉝黎仰之南銀臺㉞時因怒耳鳴吐痰作嘔不食寒熱脇痛用小柴胡合四物加山梔陳皮而瘥

尚寶㉟劉毅齋怒則太陽作痛用小柴胡加茯苓山梔以清肝火更用六味丸以生腎水後不再發

一儒者日晡兩目緊澁不能瞻視此元氣下陷用補中益氣倍加參芪數劑全愈

一男子亦患前症服黃柏知母之類更加便血此脾虛不能統血肝虛不能藏血也用補中益氣六味地黃而愈

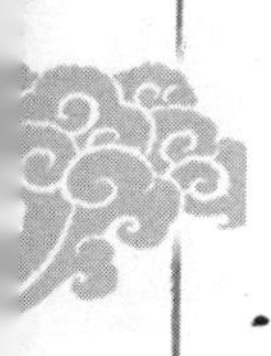

内科摘要卷之下

而稍所安

一儒者兩目作痛服降火祛風之藥兩目如緋熱倦殊甚余用十全大補湯數劑諸症悉退服補中益氣兼六味丸而愈復因勞役午後目濇體倦服十全大補而痊

一□□房劳兼怒風府脹悶兩脇脹痛余作色慾損□□氣傷肝用六味地黄丸料加當歸一劑而安

㊱

一儒者□色過度頭腦兩脇作痛余以爲腎虚而肝病亦用前藥頓安

十二

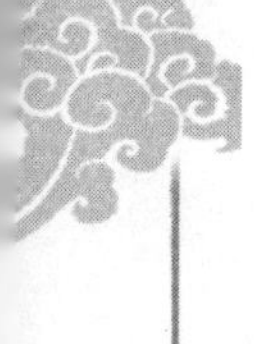

一男子面白鼻流清涕不聞馨穢三年矣用補中益氣加麥門山梔而愈

一男子年二十素嗜酒色兩目赤痛或作或止兩尺洪大按之微弱余謂少年得此目當失明翌早索途而行不辨天日衆皆驚異余與六味地黃丸料加麥門五味一劑頓明

婦人症見女科撮要

肺腎虧損小便自遺淋濇等症六

大司徒許函谷在南銀臺時因勞發熱小便自遺

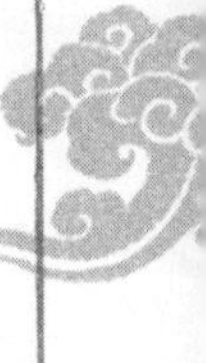

或時不利余作肝火陰挺不能約制午前用補中益氣加山藥黃栢知母午後服地黃丸月餘諸症悉退此症若服燥劑而頻數或不利用四物麥門五味甘草若數而黃用四物加山茱黃栢知母五味麥門若肺虛而短少用補中益氣加山藥麥門若陰挺痿痺而頻數用地黃丸若熱結膀胱而不利用五淋散若脾肺燥不能化生用黃芩清肺飲若膀胱陰虛陽無以生而淋瀝用滋腎丸若膀胱陽虛陰無以化而淋澁用六味丸若轉筋小便不

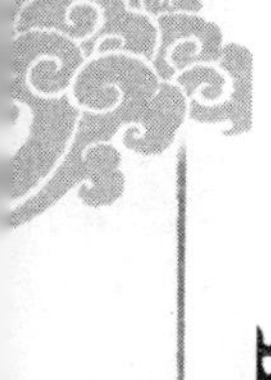

通或喘急欲死不問男女孕婦急用八味丸緩則不救若老人陰痿思色精不出而内敗小便道澁痛如淋用加減八味丸料加車前牛膝若老人精已竭而復耗之則小便道牽痛愈痛愈欲便愈便則愈痛亦治以前藥不應急加附子若喘嗽吐痰腿足冷腫腰骨大痛而目浮腫太陽作痛亦治以前藥若痛愈而小便仍澁宜用加減八味丸以緩治之詳見褚氏遺書精血篇但無治法耳

司徒邊華泉小便頻數澁滞短赤口乾唾痰此腎

而利補步

經陽虛熱燥陰無以化用六味滋腎二丸而愈

司馬李悟山莖中作痛小便如淋口乾唾痰此思

色清降而內敗用補中益氣六味地黄而愈

考功㊲楊朴庵口舌乾燥小便頻數此膀胱陽燥陰

虛先用滋腎丸以補陰而小便愈再用補中益氣

六味地黄以補肺腎而安若汗多而小便短少或

體不禁寒乃脾肺氣虛也

司空㊳何燕泉小便赤短體倦食少缺盆作痛此脾

肺虛弱不能生腎水當滋化源用補中益氣加麥味

丸加五味而愈一[illegible]赤[illegible]乾作
渴涎痰稠粘右寸關數而有力此脾肺積熱遺於
膀胱用黃芩清肺飲調理脾肺用滋腎六味二丸
滋補腎水而愈

一儒者發熱無睡飲水不絕每登厠小便澁痛大
便牽痛此精竭復耗所致用六味丸加五味子及
補中益氣喜其謹守得愈若肢體畏寒喜熱飲食
用八味丸

儒者楊文魁痢後兩足浮腫胸腹脹滿小便短少

用分利之劑遍身腫兼氣喘余曰兩足浮腫脾氣下陷也胸腹脹滿脾虛作痞也小便短少肺不能生腎也身腫氣喘脾不能生肺也用補中益氣湯加附子而愈半載後因飲食勞倦兩目浮腫小便短少仍服前藥頓愈

一戊午七月余奉侍 武廟湯藥勞役過甚飲食失節復兼怒氣 乍春莖中作癢時出白津時或痛甚急以手緊押 纔止此肝脾之氣虛也服地黃丸及補中益氣加 黃柏柴胡山梔茯苓木通而愈

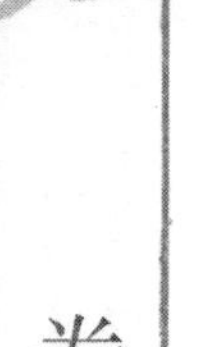

至丁酉九月又因勞役小便淋瀝莖痒窾痛仍服前湯加木通茯苓膽草澤瀉及地黄丸而愈

大尹顧榮甫尾閭作痒小便赤澁左尺脉洪數屬腎經虚熱法當滋補彼不信乃服黄栢知母等藥年許高骨腫痛小便淋瀝肺腎二脉洪數無倫余曰子母俱敗無能爲矣後果歿

余甲辰仲夏在横金陳白野第會其外舅顧同玉求余診脉左尺滑數右寸洪數余曰此肺金不能生腎水誠可慮果至季冬莖道澁痛如淋愈痛愈[illegible]

内科摘要卷之下

愈欲便愈愈便則愈痛而殁

脾肺腎虧損虛勞怯弱等症七

庶吉士㊷黄伯鄉發熱吐痰口乾體倦自用補中益氣湯不應余謂此金水俱虛之症兼服地黄丸而愈後背患一瘍煩痛寒熱彼因前月嘗偕往視郭主㊸政背疽郭不經意余決其殞於金旺之日果符余言已而郭氏妻孥㊹感其毒皆患惡瘡伯鄉所患與郭患同心甚恐余曰此小瘡也彼背寒等症皆陰虛火症果是瘡毒亦當補氣血余在第就以地黄

托料煎與服之即痊良久各症頓退日後常有頭面耳目口舌作痛或吐痰嗽等之類服前藥即愈後任郁患怪症決道用於蘇必再飲焉㊺

小可空河滋川延歲口乾吐痰頭症服四物黃連黃柏飲食即減痰熱益甚用十全大補加麥門五味山藥山茱而愈

一儒者或兩足發熱或腳跟作痛用六味丸及四物加麥門五味玄參治之而愈後因勞役發熱惡寒作渴煩躁用當歸補血湯而安

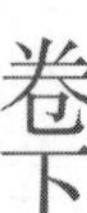

內科摘要卷之下　終

儒者劉允功形體魁偉冬日飲水自喜壯實余曰此陰虛也不信一日口舌生瘡或用寒涼之劑肢體倦怠發熱惡寒余用六味地黃補中益氣而愈

一男子腿內作痛用滲濕化痰藥痛連臂內面赤吐痰腳跟發熱余曰乃腎虛陰火上炎當滋化源不信服黃柏知母之類而殁

余甥居宏年十四而娶至二十形体豐厚發熱作渴面赤作脹或外爲砭血㊻內用降火肢體倦怠痰涎愈多脉洪數鼓指用六味丸及大補湯加麥門

五味而痊

余甥凌雲漢年十六庚子夏作渴發熱吐痰唇燥遍身生瘡兩腿尤多色黯作痒日晡愈熾仲冬腿患瘡尺脈洪數余曰疥腎疳也瘡骨疽也皆腎經虛症針之膿出其氣氤氳㊼余謂火旺之際必患瘵症遂用六味地黃十全大補不二旬諸症愈而瘵㊽症具仍用前藥而愈抵冬娶妻至春其症復作父母憂之俾其外寢雖其年少謹疾亦服地黃丸數斤煎藥三百餘劑而愈

內科摘要卷之下

其弟雲霄年十五壬寅夏見其面赤唇燥形體消瘦余曰子病將進矣癸卯冬復見之曰子病愈深矣至甲辰夏胃經部分布青色此木乘土也始求治先以六君加柴胡芍藥山梔蕪荑炒黑黃連數劑及四味肥兒六味地黃二丸及參苓白术歸芍山梔麥門五味炙草三十餘劑肝火漸退更加膽草柴胡二十餘劑乃去芍加肉桂三十餘劑及加減八味丸元氣漸復而愈

腎肺脾虧損遺精吐血便血等症　八

少宰汪涵齋頭暈白濁余用補中益氣加茯苓半夏愈而復患腰痛用山茱山藥五味萆薢遠志頓愈又因勞心盜汗白濁以歸脾湯加五味而愈後不時眩暈用八味丸全愈

南銀臺許涵谷因勞發熱作渴小便自遺或時閉澁余作肝火血虚陰挺不能約制午前用補中益氣加山藥山茱午後服地黄丸月餘諸症悉退

司廳陳石鏡久患白濁發熱體倦用補中益氣加炮薑四劑白濁稍止再用六味地黄兼服諸症悉

內科摘要卷之下 [illegible]

愈

光禄柴瀰庵因劳患赤白濁用濟生歸脾十全大補二湯間服而愈

司廳張檢齋陰囊腫痛時發寒熱若小腹作痛則莖出白津用小柴胡加山梔膽草茱萸芎歸而愈

朱工部勞則遺精齒牙即痛用補中益氣加半夏茯苓芍藥并六味地黄丸漸愈更以十全大補加麥門五味而痊一男子白濁夢遺口乾作渴大便閉澁午後熱甚用補中益氣加芍藥玄參并加減

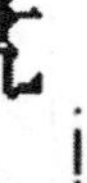

八味丸而愈

一男子莖中痛出白津小便秘時作痒用小柴胡加山梔澤瀉炒連木通膽草茯苓二劑頓愈又兼六味地黃丸而痊

一男子發熱便血精滑　一男子尿血發熱　一男子發熱遺精或小便不禁俱屬腎經虧損用地黃丸益氣湯以滋化源並皆得愈

一男子鰥居㊾數年素勤苦勞則吐血發熱煩躁服犀角地黃湯氣高而喘前病益盛更遺精白濁形

體倦怠飲食少思脉洪大舉按有力服十全大補湯麥門五味山茱山藥而愈

儒者楊啓元素勤苦吐血發痙不知人事余以爲脾胃虛損用十全大補湯及加減八味丸而痙愈再用歸脾湯而血止

一儒者因飲食勞役及惱怒眉髮脫落余以爲勞傷精血陰火上炎所致用補中益氣加麥門五味及六味地黃丸加五味眉髮頓生如故

一男子年二十鬚眉脫盡用六味地黃丸不數日

髮生寸許兩月復舊　吳江史萬湖云有男女偶合鬚髮脫落無藥調治至數月後復生

一童子年十四發熱吐血余謂宜補中益氣以滋化源不信用寒涼降火愈甚始謂余曰童子未室何腎虛之有參芪補氣奚爲[50]用之余述丹溪先生云腎主閉藏肝主疏泄二臟俱有相火而其系上屬於心心爲君火爲物所感則易於動心動則相火翕然[51]而隨雖不交會其精亦暗耗矣又精血篇云男子精未滿而御女以通其精則五臟有不滿

内科摘要卷之下

下

[illegible]之處異日有難狀之疾遂用補中益氣及地黃丸而痊

一男子咳嗽吐血熱渴痰盛盜汗遺精用地黃丸料加麥門五味治之而愈後因勞怒忽吐紫血塊先用花蕊㉒石散又用獨參湯漸愈後勞則咳嗽吐血一二口脾肺腎三脉皆洪數用補中益氣六味地黃而全愈

辛丑夏余在嘉興屠內翰第遇星士㉓張東谷談命時出中庭吐血一二口云久有此症遇勞即作余

意此勞傷肺氣其血必散視之果然與補中益氣加麥門五味山藥熟地茯神遠志服之而愈翌早請見云每服四物黃連山梔之類血益多而倦益甚余得公一(54)匕吐血頓止神思如故何也余曰脾統血肺主氣此勞傷脾肺致血妄行故用前藥健脾肺之氣而嘘(55)血歸源耳後率其子以師余余曰管見已行於世矣子宜覽之

肝脾腎虧損下部瘡瘍等症九

通府黃廷用飲食起居失宜兩足發熱口乾吐痰

自用二陳四物益甚兩尺數而無力余曰此腎虛之症也不信仍服前藥足跟熱痒以爲瘡毒又服導濕之劑赤腫大熱外用敷藥破而出水久而不愈及用追毒丹瘡突如桃始信余言滋其化源半載得瘥

儒者章立之左股作痛用清熱滲濕之藥色赤腫脹痛連腰脇腿足無力余以爲足三陰虛用補中益氣六味地黄兩月餘元氣漸復諸症漸退喜其慎疾年許而痊

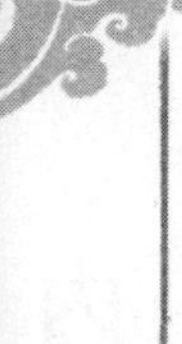

胕痒鋪之莖兩腿生瘡色黯如錢似癬者三四痒痛相循膿水淋漓晡熱内熱口乾面黧此腎虚之症用加味六味丸數斤而愈此等症候用祛風敗毒之劑以致誤人多矣

一男子素遺精脚跟作痛口乾作渴大便乾燥午後熱甚用補中益氣加芍藥玄參及六味丸而愈

餘症見外科樞要

脾肺腎虧損大便秘結等症十

一儒者大便素結服搜風順氣丸後胸膈不利飲

食善消面帶陽色左關尺脉洪而虚余曰此足三
陰虚也彼恃知醫不信乃服潤腸丸大便不實肢
體倦怠余與補中益氣六味地黄月餘而驗年許
而安若脾肺氣虚者用補中益氣湯若脾經鬱結
者用加味歸脾湯若氣血虚者用八珍湯加肉蓯
蓉若脾經津液涸者用六味丸若發熱作渴飲冷
者用竹葉黄芪湯若燥在直腸用豬膽汁導之若
肝膽邪侮脾者用小柴胡加山梔郁李枳殻若膏
粱厚味積熱者用加味清胃散亦有熱燥風燥陽

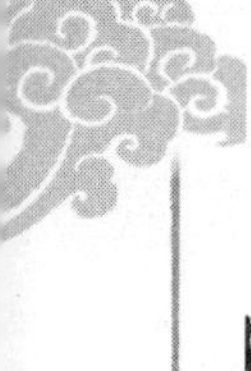

結陰結者當審其因而治之若復傷胃氣多或致

症

一老儒素有風熱飲食如常大便十七日不通肚腹不脹兩尺脈洪大而虛此陰火內爍津液用六味丸二十餘劑至三十二日始欲去用猪膽潤而通利如常

一婦人年七十有三痰喘內熱大便不通兩月不寐脈洪大重按微細此屬肝肺腎虧損朝用六味丸夕用逍遥散各三十餘劑計所進飲食百餘碗

手拈要　二三

腹始痞悶乃以猪膽汁導而通之用十全大補調理而安若閒前藥飲食不進諸症復作

一男子年五十餘因怒少食大便不利服潤腸丸大便秘結胸脇作痛欲兼服脾約丸肝脾腎脉浮而濇余曰此足三陰精血虧損之症也東垣先生云若人胃强脾弱約束津液不得四布但輸膀胱小便數而大便難者用脾約丸若人陰血枯槁內火燔灼肺金受邪土受木傷脾肺失傳大便秘而小便數者用潤腸丸今滋其化源則大便自調矣

治法果驗

一儒者懷抱鬱結復因場屋不遂發熱作渴胸膈不利飲食少思服清熱化痰行氣等劑前症益甚肢體倦怠心脾二脉澀滯此鬱結傷脾之變症也遂以加味歸脾湯治之飲食漸進諸症漸退但大便尚澁兩顴赤色此肝腎虚火内傷陰血用八珍湯加蓯蓉麥門五味至三十餘劑大便自潤

一男子所患同前不信余言服大黄等藥泄瀉便血遍身黑黯復求治余視之曰此陰陽二絡俱傷也

經曰陽絡傷則血外溢陰絡傷則血內溢辟不治後果然

縣坊陳莪齋年踰六旬先因大便不通服內疏等劑後飲食少思胸腹作脹兩脇作痛形體倦怠兩尺浮大左關短澀右關弦澀時五月請治余意乃命門火衰不能生脾土而肺金又尅肝木憂其金旺之際不起後果然

各方藥十二

小柴胡湯　治肝膽症寒熱往來或日晡發熱或

濕熱身熱默默不欲食或怒火口苦耳聾咳嗽

發熱脇下作痛甚者轉側不便兩袪痞滿或泄

瀉咳嗽或吐酸食苦水或因怒而患瘧痢等症㊻

柴胡二錢　黄芩一錢五分　人參　半夏各七分

甘草五分炙

右薑水煎服

加味小柴胡湯　治血虚大勞大怒火動熱入血

室或婦女經行感冒發熱寒熱如瘧夜間熱甚

或譫語郎前方加生地黄一錢

黄芩半夏生姜湯　治膽腑發咳嘔苦水如膽汁

黄芩炒　生姜各三錢　甘草炙　半夏各二錢

右姜水煎服

桔梗湯　治心臟發咳咳而喉中如梗狀甚則咽腫喉痹

苦梗三錢　甘草六錢

右水煎服

芍藥甘草湯　治小腸腑發咳咳而失氣

芍藥　甘草炙各四錢

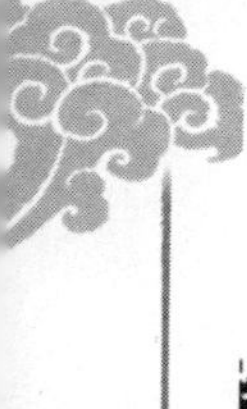

右水煎服

升麻湯　治脾臟發欬欬而右脇下痛痛引肩背57甚則不可以動

升麻　白芍藥　甘草各二錢　葛根三錢

右水煎服

烏梅丸　治胃腑發欬欬而嘔嘔甚則長蟲出

烏梅58三十箇　細辛　附子　桂枝

人參　黃柏各六錢　乾姜一兩　黃連一兩五錢

當歸　蜀椒各四兩

內科摘要卷之下

右搗……
右爲末用酒浸烏梅一宿去核蒸之與米飯搗如泥丸桐子大每服三十丸白湯下

麻黄湯　治肺臟發欬欬而喘急有聲甚則唾血
麻黄三錢　桂枝二錢　甘草一錢　杏仁二十箇
右水煎服

赤石脂禹餘粮湯　治大腸腑發欬欬而遺屎
赤石脂　禹餘粮各等分打碎
右水煎服

麻黄附子細辛湯　治腎臟發欬欬則腰背相引

者病甚則欬涎，又治寒邪犯齒，致腦齒痛，宜急用之，緩則不救。

麻黄　細辛各二錢　附子一錢

右水煎服。

茯苓甘草湯　治膀胱腑發欬，欬而遺溺。

茯苓二錢　桂枝二錢五分　生姜五片　大甘草一錢

右水煎服。

異功散　治久欬不已，或腹痛少食，面腫氣逆；又治脾胃虚弱，飲食少思等症。

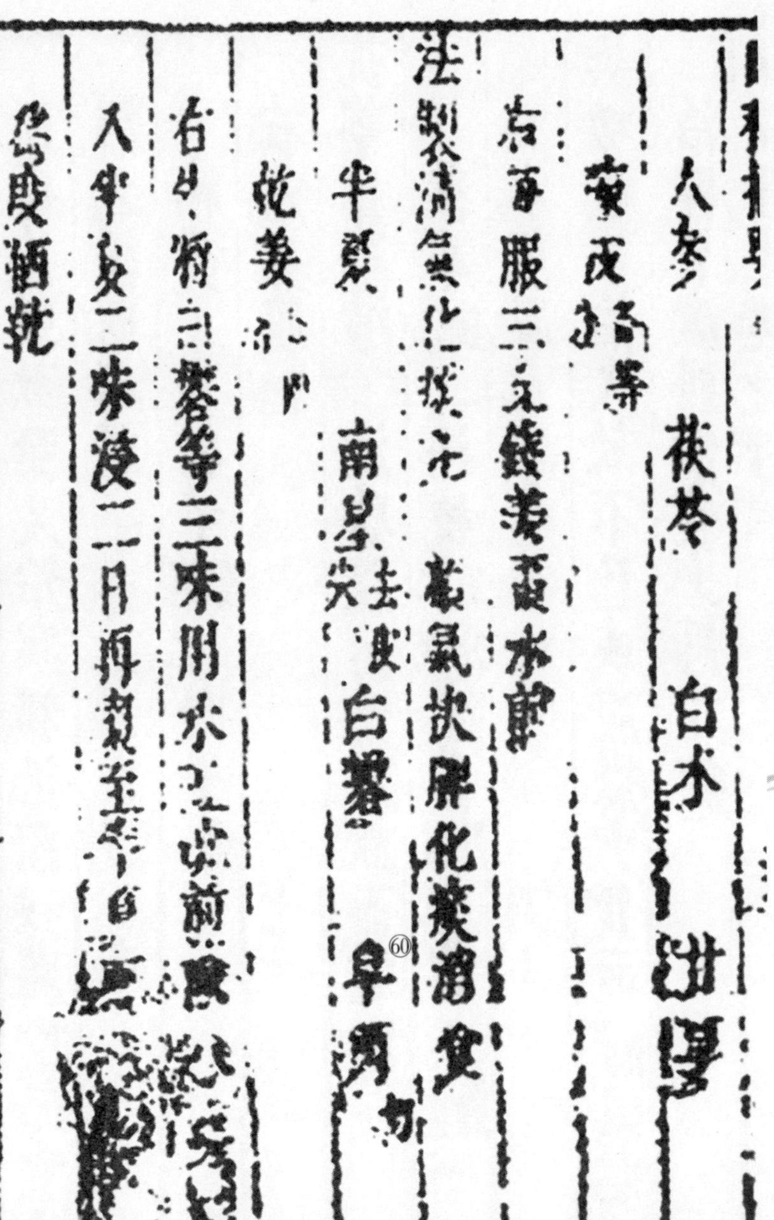

人参　茯苓　白术　甘草

橘皮去白　等

右每服三钱，姜三片，水煎。

法制清气化痰丸　顺气快脾，化痰消食。

半夏　南星去皮　白矾　皂角切

干姜各四两

右件将白矾等三味用水五碗煎取水三碗，

入半夏二味浸二日，再煮至半夏

为度，晒干。

60

陳皮　青皮去穰　紫蘇子炒　蘿蔔子炒，研，另入

葛根　神麯炒　麥糵炒　杏仁去皮尖，炒，研

山查子　香附子各二兩⑥¹

石爲末，蒸餅丸桐子大，每服五七十丸，臨卧食後茶湯下

升陽益胃湯　治脾胃虚弱，肢體怠惰，或體重節痛，口舌乾渴，飲食無味，大便不調，小便頻數，飲食不消，兼見肺病，洒淅惡寒，慘慘不樂，乃陽不和也

[illegible]　三分

羌活　獨活　防風各五錢　柴胡

白术　茯苓渴者不用　澤瀉各錢　三人參

半夏　甘草一兩炙各　黄芪二兩　芍藥

黄連　陳皮各四錢

右每服三五錢，姜棗水煎，早温服。如小便愈而病益加，是不宜利小便也，當少減茯苓、澤瀉。

生脉散　治熱傷元氣，肢體倦怠，氣短懶言，口乾作渴，汗出不止，或濕熱大行，金爲火制，絶寒水生化之源，致肢體痿軟，脚欹眼黑，最宜服之。

人参五钱　五味子　麦门冬各三钱

右水煎服

清燥汤　治元气虚湿热乘之，遍身痠软，或肺金受邪，绝寒水生化之源，肾无所养，小便赤少，大便不调，腿腰痿软，或口干作渴，体重麻木，头目眩晕，饮食少思，或自汗盗汗，肢体倦怠，胸满气促

黄芪一钱五分　黄连　神曲炒　五味子九粒，炒

猪苓　柴胡　甘草炙，各二分　苍术

白术 麥門冬 陳皮 生地黄

澤瀉各五分 白茯苓 人參 當歸

升麻各三分 黄栢一分酒拌

右水煎服

清暑益氣湯 治元氣弱暑熱乘之精神困倦胸滿氣促肢節疼痛或小便黄數大便溏頻又暑熱瀉痢瘧疾之良劑

升麻 黄芪炒去汗各一錢 蒼术一錢五分

人參 白术 陳皮 神麯炒各五分

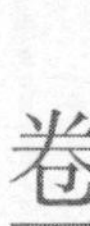

甘草炙　乾葛各三分　五味子九粒，杵炒

右水煎服。

香茹飲　加黄連名黄連香茹飲　治一切暑毒腹痛霍亂吐瀉，或頭痛昏憒。

香薷　茯苓　白扁豆　厚朴　甘草各一錢

右水煎服。

麥門冬湯　治火熱乘肺欬唾有血。

麥門冬去心　防風各二錢　白茯苓二錢　人參一錢

[illegible]

右水煎服

二神丸　治脾腎虚弱侵晨五更作瀉或全不思
食或食而不化大便不實神効
破故紙炒四兩　肉豆蔻生用二兩
右爲末用大紅棗四十九枚生姜四兩切碎用
水煮熟去姜取棗肉和藥丸桐子大每服五十
丸空心塩湯下

五味子散　治腎泄在侵晨五更作瀉飲食不進
或大便不實不時去後爲丸尤効

三

五味子二兩炒　吴茱萸五錢炒

右爲末每服二錢白湯調

四神丸　治脾腎虚弱大便不實飲食不思

肉豆蔻　補骨脂　五味子　吴茱萸各爲末

生姜四兩　紅棗五十枚

右用水一碗煮姜棗去姜水乾取棗肉丸桐子大每服五七十丸空心日前服

保和丸　治飲食停滯胸膈痞滿或吞酸腹脹

神麯炒　半夏　茯苓各一兩　山查取肉二兩蒸

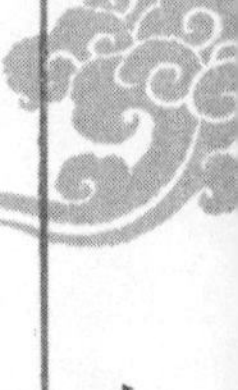

蘿蔔子炒 陳皮 連翹各五錢

右爲末粥丸加白术二兩名大安丸

越鞠丸 治六鬱胸膈痞滿或吞酸嘔吐飲食不化

蒼术 神麯 撫芎(64) 麥芽炒

香附 山查 山梔各等分

右爲末水調神麯麥芽末糊丸桐子大每服五(65)七十丸滚湯下

茵陳五苓散 治酒積分利其濕

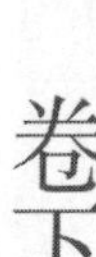

茵陳　白术　猪苓各一錢　桂三分

澤瀉一錢五分

右水煎服

葛花解酲湯　治酒積上下分消

白豆蔻　砂仁　葛花各半兩　木香五分

青皮三錢　陳皮　白茯苓　猪苓

人參各一錢半　白术　神麯炒　澤瀉

乾姜各二錢

右爲末每服五錢白湯調得微汗酒病去矣

益黃散　治脾土虛寒寒水反來侮土而嘔吐不食或肚腹作痛或大便不實手足逆冷等症

陳皮一兩　青皮　⑥⑥訶子肉　甘草炙

丁香各二錢

右每服四錢水煎服

人參安胃散　治脾胃虛熱嘔吐或泄瀉不食

人參一錢　黃芪二錢　生甘草　炙甘草各五分

白芍藥七分　白茯苓四分　陳皮三分　黃連二分

右水煎服

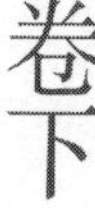

人參養胃湯　治外感風寒內傷飲食寒熱頭疼

或作瘧疾

半夏　厚朴薑製　橘紅各八分　藿香葉

草菓　茯苓　人參各五分　甘草炙三分

蒼朮一錢

右薑七片烏梅一箇水煎服

藿香正氣散　治外感風寒內停飲食頭疼寒熱

或霍亂泄瀉或作瘧疾

桔梗　大腹皮　紫蘇　茯苓

[illegible]

厚朴 製各一錢 甘草 炙五分 藿香 一錢五分

右羌(?)藁水煎熱服

白虎湯　治胃熱作渴暑熱尤効

知母　石膏 各二錢 粳米 半合

右水煎服

竹葉黄芪湯　治胃虚火盛而作渴

淡竹葉 二錢 黄芪　生地黄　麥門冬

當歸　川芎　甘草　黄芩 炒

芍藥　人參　石膏 煅各一錢

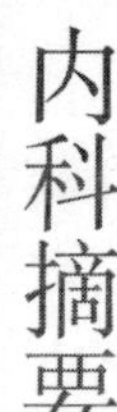

右水煎服

竹葉石膏湯　治胃火盛而作渴

淡竹葉　石膏煅　桔梗　木通

67 薄荷葉　甘草各一錢

右水煎服

四七湯　治七情鬱結心腹絞痛或爲膨脹

人參　官桂　半夏洗七次各一錢　甘草炙五分

右薑水煎服

青州白丸子　治風痰咳嗽或牙關緊急或痰喘

[illegible]

體麻

南星三兩　半夏七兩　白附子一兩　川烏半兩各生用

右爲末絹袋盛井水擺浸仍換水浸三五日晒

乾糯米粉丸如急用以姜汁糊丸亦可

左金丸一名回令丸　治肝火脇刺痛或發寒熱或頭目

作痛或大便不實或小便淋秘或小腹疼痛一

切肝火之症

黄連六兩　吳茱萸一兩湯泡片時用

右爲末粥丸白术陳皮湯下

當歸龍薈丸　治肝經實火大便秘結小便澁滯或胸膈作痛陰囊腫脹凡屬肝經實火皆宜用之

當歸　龍膽草　梔子仁　黃連

黃芩各一兩　大黃　蘆薈　青黛各五錢

木香二錢五分　麝香五分另研

右爲末炒神麯糊丸每服二十丸姜湯下

神效黃芪湯　治渾身或頭面手足麻木不仁目緊縮小及羞明畏日或視物不明

黄芪二两　人参八钱　甘草炙　白芍药各一两
蔓荆子一两　陈皮五钱
右每服五钱，水煎，临卧热服。如麻木不仁，虽有
热症，不用黄柏，加黄芪。

益气聪明汤　治久病或因克伐脾胃，伤损眼目
昏暗，或饮食失节，劳役形体，脾胃不足，得内障
耳鸣之患，或多年眼目昏暗，视物不明，此药能
令广大聪明，久服无内障、外障、耳鸣、耳聋等症。
黄芪　甘草炙　人参各五钱　蔓荆子一钱五分

⑥⑧

升麻　葛根各三錢　芍藥　黄栢酒炒各一錢

右每服五錢水煎臨臥并五更服

芍藥清肝散　治眵多眊燥緊澁羞明赤脉貫睛臓腑秘結

白术　甘草　川芎　防風

荆芥　桔梗　羌活各三分　芍藥

柴胡　前胡　薄荷　黄芩各二分半

山梔　知母　滑石　石膏各二分

大黄四分　芒硝二分半

右水煎食後熱服

黃連天花粉丸　治症同上

黃連　菊花　川芎　薄荷各一兩

天花粉　連翹　黃芩　梔子各四兩

黃柏六兩

右爲末滴水丸桐子大每服五十丸加至百丸

食後臨卧茶湯下

嗃鼻通氣散　治眼腫脹赤昏暗羞明隱澁疼痛

或風痒鼻塞頭痛腦酸外⑦⑩翳攀睛眵淚稠粘

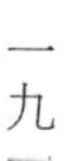

鵝不食草二錢　青黛　川芎各一錢

右爲末含水滿口每用如米許嗃鼻內淚出爲度

選奇湯　治風熱上壅眉稜骨痛或頭目眩暈

羌活　防風各三錢　甘草二錢夏月生冬炒　黃芩酒製冬去之熱甚用

右每服三錢水煎時時服

助陽活血湯　治眼睫無力常欲垂閉餘治同上

黃芪　甘草炙　防風　當歸各五分

白芷四分　蔓荊子四分　升麻七分

內科摘要卷之下

布水煎食後熱服

益陰腎氣丸　治症同上

熟地黃三兩酒洗　當歸酒洗　柴胡　五味子

乾山藥　山茱萸去核各半兩　茯苓

澤瀉各二錢半　生地黃酒炒四兩

右爲末煉蜜丸桐子大每服百丸茶湯下日二

三服

連翹飲　治目中溜火惡日與火癮澁小角緊久

視昏花迎風有淚

蔓荆子　生甘草　連翹各三錢　柴胡一錢

黄芩酒製五分　生地黄　當歸　紅葵花

人參各三分　黄芪五分　升麻一錢　防風

羌活　[illegible]各二

右水煎。

地芝丸　治目不能遠視能近視，或妨近視

生地黄焙乾四兩　天門冬去心　枳殼麩炒　真甘菊花各二兩

右爲末，煉蜜丸桐子大，每服百丸，茶清或溫酒

下

定志丸　治目不能近視反能遠視

白茯令　人參各二兩　遠志去心　菖蒲各一兩

右爲末煉蜜丸梧桐子大以硃砂爲衣每十丸至三十丸米飲食後下日三服

大蘆薈丸　治大人小兒下疳潰爛或作瀉又治膈積口鼻生瘡牙齦蝕爛

胡黃連　黃連　蘆薈　木香

青皮　白雷丸　鶴虱草各一兩

⑦①

右爲末，□麯糊丸梧子大，每□□□空心

飲下。

四味肥兒丸　治諸疳發熱，目生翳膜，口舌生瘡，或牙齦腐爛，肌肉消瘦，遍身生瘡等症。熟地黃丸兼服。

黃連炒　蕪荑炒　神麯炒　麥芽炒，各等分

右各爲末，水糊丸桐子大，每服二三十丸，空心白湯下。

阿魏膏　治一切痞塊，更服胡連丸。

羌活　獨活　玄參　官桂

赤芍藥　川山甲　生地黄　兩頭尖

大黄　白芷　天麻各五錢　槐柳桃枝各三寸

紅花四錢　木鱉子二十枚去殼　亂髮如雞子大一塊

右用香油二斤四兩煎黑去査入髮煎髮化仍去租，徐下黄丹煎軟硬得中入⑦③硇阿魏鮮令沸乳香沒藥各五錢麝香五錢調勻即成膏矣

攤貼患處內服丸藥黄丹須用真正者妙也

膏藥先用朴硝隨患處鋪半指厚

熨斗熨良久如硝耗再加熨之二三時許方貼膏藥若是肝積加蘆薈末同熨

桃仁承氣湯　治血結胸中手不可近或中焦蓄血寒熱胸滿漱水不欲嚥善忘昏迷其人如狂

桃仁半兩　大黃一兩　甘草二錢　桂三錢

芒硝三錢

右每服一兩姜水煎

抵當湯　治下部蓄血腹內作痛手不可近或發狂少腹滿硬小便自利大便反黑如狂者在中

內科摘要

發狂者在下也

大黄　水蛭炒各　䖟蟲去翅足　桃仁各三錢

右每服五錢水煎服如作丸煉蜜和之

花蘂石散

硫黄上色明淨者四兩　花蘂石一兩

右各爲末拌勻先用紙筋和塩泥固濟瓦罐一個泥乾入藥仍用泥封口候乾用炭周疊煅一伏時候冷取出爲細末每服一錢童便酒下

搜風順氣丸　治痔漏風熱閉結

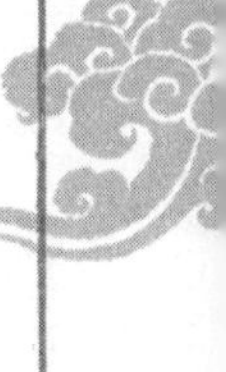

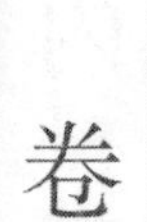

車前子半兩 大麻子微炒 大黄五錢半生半熟 牛膝酒洗

郁李仁 兎絲子酒浸 枳殼 山藥各二錢

右爲末煉蜜丸桐子大每服三十丸白湯下

五淋散 治膀胱有熱水道不通淋澁不出或尿如豆汁或成砂[74] 或如膏汁或熱沸便血

赤茯苓一錢五分 赤芍藥 山梔各一錢

當歸 甘草各一錢五分

右入燈心水煎服

加味逍遥散 治肝脾血虛發熱或潮熱晡熱或

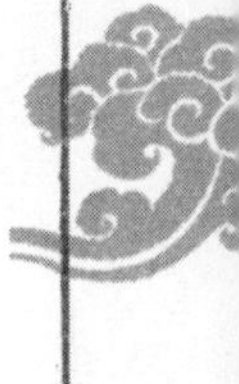
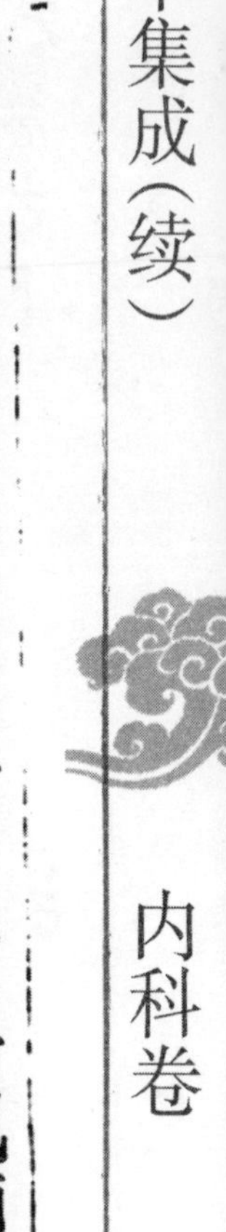

目汗盗汗或頭痛目澁或怔忡不寧或頰赤口
乾或月經不調肚腹作痛或小腹重墜水道澁
痛或腫痛出膿內熱作渴等症

當歸　芍藥　茯苓　白术炒
柴胡各錢　牡丹皮　山梔炒　甘草炙各五分

右水煎服

逍遥散即前方去山梔牡丹皮

少丹　治脾腎虛寒飲食少思發熱盜汗
白濁又治真氣虧損肌體瘦弱等症

肉蓯蓉　遠志去心　茴香　巴戟去心

乾山藥　枸杞子　熟地黄　石菖蒲

山茱萸去核　牛膝　杜仲去皮薑製(75)　楮實子

五味子　白茯苓各一兩

右各另爲末和勻用棗肉百枚并煉蜜丸桐

子大每服五七十丸空心温酒或鹽湯(76)下日三服

交加散　治食瘧神効

肉豆蔻二箇一生一煨　草豆蔻二箇一生一煨　甘草二錢半炙半生用

厚朴二錢半製一兩煨五錢生用　生薑一兩煨五錢生五錢

右薑水煎發日五更服　治温瘧

仲景白虎加桂枝湯

知母六錢　甘草二錢炙　石膏五錢　桂枝一錢

粳米一合

右水煎服此太陽陽明經藥也

柴胡桂薑湯　治寒多微有熱或但寒不熱名曰

牝瘧

桂枝　黄芩　牡蠣　甘草炙

乾薑各一錢　栝蔞根　柴胡各二錢

右水煎服汗出即愈此少陽經藥也

桂枝羌活湯　治瘧處暑以前發頭項痛脈浮惡風有汗

桂枝　羌活　防風　甘草各一錢五分

右水煎發而服如吐加半夏麯

麻黃羌活湯　治症如前但惡風而無汗

麻黃去節　羌活　防風　甘草各半兩

右如前服加法同已上二方太陽經藥也⑺

白芷湯　治瘧病身熱目痛熱多寒少脈長先以

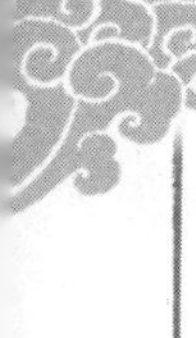

不拘

大柴胡下之餘熱不盡當服此湯

白芷一兩　知母一兩七錢　石膏四兩

右依前服此陽明經藥也

桂枝芍藥湯　治瘧寒熱大作不論先後此太陽陽明合病寒熱作則必戰慄經曰熱勝而動也發熱汗出不愈內熱也此湯主之

桂枝五分　黄芪　知母　石膏

芍藥各二錢

右水煎此太陽陽明經藥也

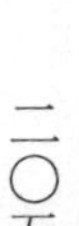

桂枝黄芩湯　如服前藥轉劇三陽合病也宜此和之

柴胡一錢五分　黄芩　人參　甘草各八分

半夏　石膏　知母各五分　桂枝二分

右依前服如外邪已解而内邪未已從卯至午發者宜大柴胡下之從午至酉發者邪氣在内也宜大承氣下之從酉至子發者或至寅發者邪氣在血也

桂枝石膏湯　治瘧隔日發先寒後熱寒少熱多

桂枝五錢　黄芩一兩　石膏　知母各一兩五錢

右水煎分三服此太陽陽明經藥也

麻黄黄芩湯　治瘧發如前而夜發者

麻黄一兩去節　甘草三錢炙　桂二錢　黄芩五錢

桃仁三十箇去皮尖

右依前服桃仁味苦甘辛肝者血之海血聚則肝氣燥經所謂肝苦急食甘以緩之故桃仁散血緩肝謂邪氣深遠而入血故夜發此湯發散血中風寒乃三陰經藥也

香連丸　治痢疾并水瀉暑瀉甚効

黃連淨二十兩　吳茱萸去枝梗十兩

右先將二味用熱水拌和入磁器內置熱湯頓一日同炒至黃連紫黃色去茱用連爲末每末四兩入木香末一兩淡醋米飲爲丸桐子大每服二三十丸滚湯下久痢中氣下陷者用補中益氣下中氣虛者用四君子下中氣虛寒者加薑桂

三黃丸　治熱痢腹痛或口舌咽喉齒痛及一切

内科摘要卷之下　終

實火症

黄芩　黄連　黄栢各等分

右各另爲末水丸桐子大每服七八十丸白湯下

芍藥湯　治便血後重經曰溲而便膿血知氣行而血止也行血則便自愈調氣則後重自除

芍藥一兩　當歸　黄連各半兩　梹榔

木香　甘草炙各二錢　桂二錢五分　黄芩五錢

右每服半兩水煎如痢不減加大黄

加减济生肾气丸　治脾肾虚腰重脚肿小便不利或肚腹肿胀四肢浮肿或喘急痰盛已成蛊症其效如神

白茯苓三两　附子半两　川牛膝　肉桂去皮

泽泻　车前子　山茱萸　山药各一两

牡丹皮一两　熟地黄四两酒拌杵膏

右为末加炼蜜丸桐子大每服七八十丸空心白汤下

因当归散　治脾土不能制水水气盈溢渗透

利腫

經絡發爲水腫

木香 赤茯苓 當歸 桂

木通 赤芍藥 牡丹皮 檳榔

陳皮 白术各等分

右每服五錢水煎服

不換金正氣散 治脾氣虛弱寒邪相搏痰停胸膈致發寒熱或作瘧疾

厚朴去皮薑製 藿香 半夏薑製 蒼术米泔浸

陳皮各一錢 甘草炙五分

右姜棗水煎服

七味白术散　治中氣虧損津液短少口舌乾渴或口舌生瘡不喜飲冷或吐瀉後口乾最宜服

人參　白术　木香　白茯苓

甘草　藿香各五分　乾葛一錢

右水煎服

參苓白术散　治脾胃不和飲食少進或嘔吐泄瀉凡病後宜此調理

人參　茯苓　白扁豆去皮姜汁拌炒

[illegible]

白术炒 莲肉去心皮 砂仁炒 薏苡仁炒

桔梗炒 山药炒 甘草炙，各二两

右为末，每服二三钱，用石菖蒲汤下，或作丸。

半夏汤 治脾腑实热，精神恍惚，寒热泄泻，或寝寒[78]增风，善太息。

半夏一钱五分 黄芩一钱 远志一钱 生地黄二钱

秫米一合 宿姜一钱五分 酸枣仁炒，三钱

右长流水煎服

犀角地黄汤 治血虚火盛，血妄行，吐衄便下。君

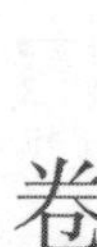

因忿怒而致加山梔柴胡

犀角末一錢　生地黃　白芍藥　牡丹皮各一錢半

右水煎傾出入犀末服之

人參平肺散　治心火刑肺金患肺痿咳嗽喘嘔痰涎壅盛胸膈痞滿咽嗌不利

人參四分　青皮四分　茯苓七分　天門冬四分

陳皮五分　地骨皮五分　甘草炙五分　知母七分

桑皮一錢　五味子一十粒杵碎

右薑水煎服

清凉饮 治實熱便秘或喉中腫痛

當歸 赤芍藥 甘草炙 大黄蒸各等分

右每服五錢水煎服

清胃散 治醇酒厚味唇齒作痛或齒齦潰爛或連頭面頸項作痛

黄連炒一錢半 當歸 生地黄 牡丹皮各一錢 升麻二錢

右水煎服

前方加犀角連翹甘草

凉膈散　治實熱喉舌腫痛便溺秘結

大黄　朴硝　甘草　梔子仁

黄芩　薄荷葉各一兩　連翹四兩

右爲末每服四五錢竹葉蜜少許煎服亦量加減

潤腸丸　治伏火風熱大腸乾燥若因失血或因腎不足當滋腎最忌此丸

麻子仁　桃仁去皮尖另研各一兩　羌活

當歸尾　大黄煨　皂角仁　秦艽各五錢

[illegible]

右另研爲末煉蜜丸豬膀汁丸尤妙每服三十丸食前滚湯下若燥在直腸用豬膀汁導之亦忌煎藥

滋腎丸　治熱在血分不渴而小便不利或腎虚足熱腿膝無力不能履地

知母　黄柏各酒炒二兩　肉桂二錢

右各另爲末水丸桐子大每服一二百丸空心百滚湯下

黄芩清肺飲　治肺熱小便不利宜用此藥清之

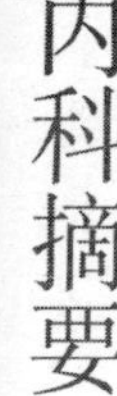

黄芩一錢　山梔二錢

右水煎服不利加鹽豉二十粒

清心蓮子飲　治熱在氣分口乾作渴小便白濁夜安晝熱或治口舌生瘡咽乾煩躁作渴小便赤淋

黄芩炒　麥門冬　地骨皮　車前子炒

甘草各一錢半　石蓮肉　茯苓　黄芪

柴胡　人參各一錢

右每服五錢水煎服

内科摘要卷之下　終

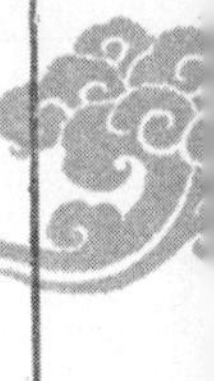

調中益氣湯　治濕熱所傷體重煩悶口失滋味二便清數或痰嗽稠粘熱壅頭目體倦少食等症

黃芪一錢　人參去蘆　甘草　蒼朮各五分

柴胡　橘皮　升麻　木香各二分

右水煎空心服

三生飲　治卒中昏不知人口眼喎斜半身不遂并痰厥氣厥

南星一兩生用　川烏去皮生用　附子去皮生用各半兩

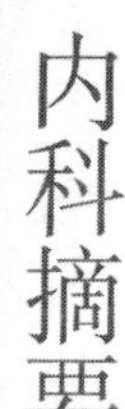

木香二錢

右每服五錢姜水煎

秦艽升麻湯　治風寒客手足陽明經口眼喎斜惡見風寒四肢拘急脉浮緊

升麻　乾葛　甘草　芍藥

人參　秦艽　白芷　防風

桂枝各三錢

右每服一兩葱白二根水煎⑲

愈風丹　治諸風肢體麻木手足不隨等症

內科摘要　卷之下　　三

天麻　牛膝同酒浸焙乾　萆薢另研細　玄參各六兩
杜仲七兩　羌活十四兩　當歸　熟地黄自製
生地黄各一斤　獨活五兩　肉桂三兩
右爲末，煉蜜丸桐子大，常服五七十丸，病大至
百丸，空心食前溫酒或白湯下

地黄飲子　治腎氣虛弱，舌瘖不能言，足廢不能
行

熟地黄　巴戟去心　山茱萸去核　肉蓯蓉酒浸焙
石斛　附子炮　五味子　白茯苓

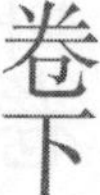

石菖蒲 遠志去心 麥門冬去心 官桂各等分

右每服三錢入薄荷少許燈心水煎服

餘方見上卷

内科摘要卷之下

校注

①閣老：唐代对中书舍人中年资深久者及中书省、门下省属官的敬称。五代、宋以后亦用为对宰相的称呼。明清又用为对翰林中掌诰敕的学士的称呼。

②瞶瞶（kuì）：昏昧无知。

③都憲：官名。明都察院、都御史的别称。掌管考察官吏。

④陽色：指红色。

⑤迭病：交替反复患病。

⑥御女：指男子性生活。

⑦昌平守：官名，昌平县府的太守。

⑧抝内：向内弯曲。『抝』，『拗』的异体字，弯曲使断。

⑨舉人：明清两代称乡试录取者。

⑩恪（kè）：谨慎、恭敬。

⑪二：吴本作『而』。

⑫州同：官名。即州同知，为知州的副职。

⑬清：吴本作『积』。

⑭内傷之藥：此处指内伤脏腑之药。

⑮大方：指本病案患者的丈夫沈大方。

⑯干：吴本作『于』。

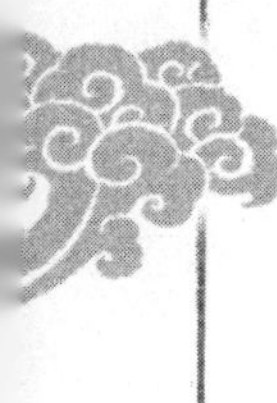
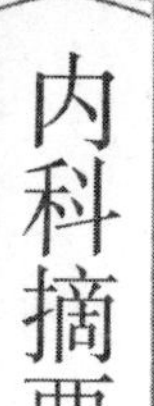

⑰悲哀動中：悲哀而致伤内脏脏腑之气。

⑱陟（zhì）然：如登高望远，舒意清爽。「陟」，登高。

⑲日：吴本作「月」。

⑳寒素：家世清贫低微。

㉑蹇剥：《易·蹇》：「蹇，难也。」「剥，不利有攸往。」后因以「蹇剥」谓时运不济。

㉒捄（jiù）：「救」的异体字。

㉓克：吴本作「免」。

㉔不肖：自己的谦称。

㉕大司徒：官名。周官有大司徒，掌国家之土地与人民。汉哀帝时罢丞相之职，置大司徒，与大司马、大司空，并称三公。

㉖少宰：官名。明清为吏部侍郎的俗称，也叫少冢宰。

㉗也：钦定四库全书作「先」。

㉘託（tuō）：「托」的异体字。

㉙應天：地名。明太祖洪武元年（1368）八月，以金陵为首都，称「南京应天府」，俗称「金陵应天府」，在今日江苏南京市。

㉚給事（jǐ shì）：官名，「给事中」的省称。以在殿中给事（执事）得名。明设吏、户、礼、兵、刑、工六科与六部相对，每科设给事中。以稽察六部百司之事，可封还制敕，钞发章疏，稽察违误，权颇重，成为监察机关，辅助皇帝处理政务，并监察六部，纠弹官吏。

㉛甚：吴本作「盛」。

㉜須：吴本作「须」。

㉝少司馬：官名。明朝指兵部侍郎的别称。侍郎辅佐尚书掌天下武卫官军选授简练之政令。

㉞銀臺：是古代一种官职。宋时有银台司，掌管天下奏状案牍，因司署设在银台门内，故名。明清的通政司职位和银台司相当，所以也称通政司为银台。

㉟尚寶：明朝始设这一官职名，掌宝玺、敕符、将军印信等事。

㊱□□：此处底本模糊，吴本作『柴胡』，钦定四库全书作『白术』。

㊲考功：官署名。属吏部，专门负责官吏的考课。

㊳司空：古代官名。古代中央政府中掌管工程的长官。

㊴厮：吴本作『厕』。

㊵尾閭（lǘ）：泛指事物趋归或倾泄之所。此处指前阴。『閭』，汇聚。

㊶外舅：妻子的父亲，即岳父。

㊷庻吉士：明清官名，亦称庶常。明洪武初年，选进士于六部诸司及翰林院之下观政。翰林院之下者称庶吉士。『庻』，『庶』的异体字。

㊸主政：官名。旧时各部主事的别称。

㊹孥（nú）：子女，亦指妻子和儿女。

㊺垂顧：看望。『垂』同『垂』。

㊻砭（biān）血：指以针刺放血。

㊼氤氲（yīn yūn）：烟气、烟云弥漫的样子，污浊不清。

㊽瘵：多指痨病。

㊾鰥（guān）居：无妻或丧妻的男人独居。

㊿奚（xī）爲：为什么。

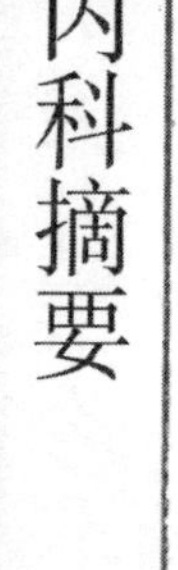

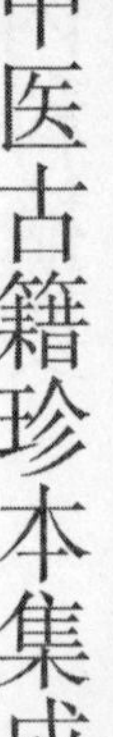

(51)翕（xī）然：聚集。
(52)蕋（ruǐ）：『蕊』的异体字。
(53)星士：以星命术为人推算命运的术士。
(54)一七：吴本作『一匕』，可从。『一匕』，一小勺，指少量药物。
(55)嘘血：指引血缓慢运行。『嘘』，本义为缓缓吐气。
(56)袪：疑为『胠（qū）』，指腋下。
(57)欬（kài）：咳嗽。
(58)箇（gè）：『个』的异体字。
(59)面：吴本作『而』。
(60)皁（zào）：『皂』的异体字。
(61)山查：即山楂。
(62)欹（qī）：倾斜不正。
(63)煑（zhǔ）：『煮』的异体字。
(64)弓：吴本作『芎』。
(65)五：钦定四库全书作『六』。
(66)呵：吴本作『诃』。
(67)薄苛：吴本作『薄荷』。当从。
(68)瘴：吴本作『障』。
(69)眊（mào）：眼睛看不清楚。
(70)□：此处底本模糊，吴本作『翳』。

⑺□：此处底本模糊，吴本作『儿』，钦定四库全书作『人』。
⑻相（zhā）：渣滓。
⑼□：此处底本脱字，吴本作『芒』。钦定四库全书作『朴』。
⑽炒：吴本作『砂石』。
⑾猪：吴本作『楮』。疑形近之误。
⑿不：吴本作『下』。
⒀巳：钦定四库全书作『下』。
⒁增：吴本作『憎』，疑形近之误。恨，厌恶。
⒂蕊：同『葱』。

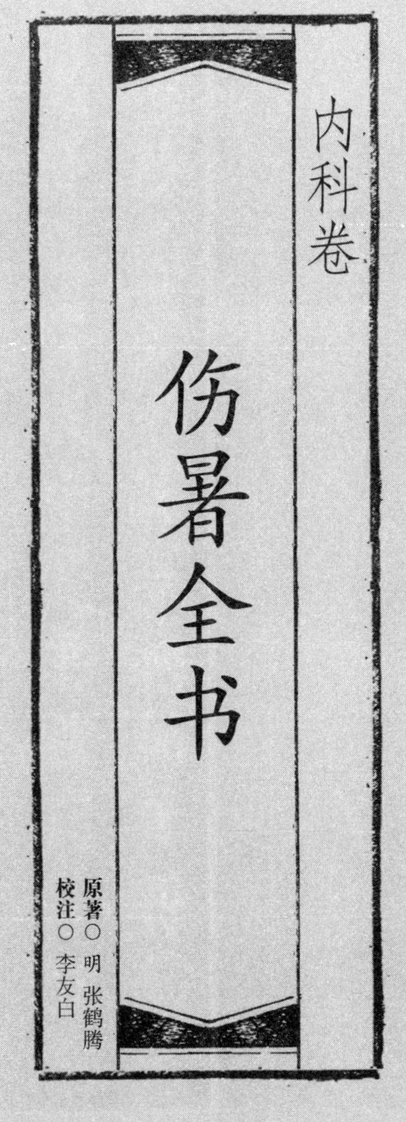

内科卷

伤暑全书

原著〇 明 张鹤腾
校注〇 李友白

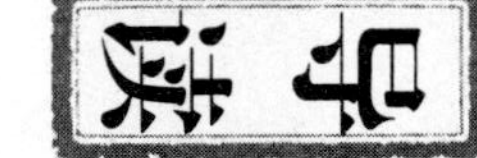

导读

《伤暑全书》是明代一部专论暑症的温病专著，由著名医家张鹤腾所著。本书根据《内经》暑病的理论，较为全面地阐述了各种暑症以及和伤暑有关的一些病证的病因、病机、脉证及治法方药等。

一、作者生平及成书背景

《伤暑全书》是明张鹤腾撰于天启三年（1623）。张鹤腾为颍州（今安徽阜阳）人，明万历二十三年（1595）进士，官授山西潞城县令，随后调任榆次县令。当时潞城、榆次两县均发生饥荒，张鹤腾救济灾民，施粥散药，颇受当地民众称颂。后升任刑部主事，又调任户部广西典事。又因政绩卓著被提升为郎中，督饷延绥。后张鹤腾以目疾告归，寓居颍州。崇祯八年（1635）正月，高迎祥、张献忠、李自成率农民军攻破颍州，张鹤腾与其兄张鹤鸣（曾官至兵部尚书）一起遇害。根据自序中所言，本书是在张氏因目疾复愈后『感仙师教就笔研』，先后历经十余载，『挟古诸名家，参考编集』而成。

二、主要内容和学术成就

明末以前，少有医家专论暑症，张鹤腾为使『忽者使之惊，暗者使其昭，踌躇顾望而不敢决者使其奋袂而投明』，特立治暑专著《伤暑全书》。张氏搜集历代名医治疗暑症的著述，先后经十余年撰成《伤暑全书》。全书约两万多字，分上下两卷。本书内容丰富，切合临床，汇集了《内经》以来后世诸家

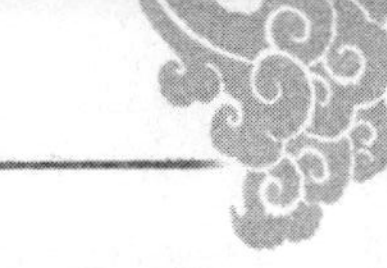

对暑证的认识及证治的精华，并对伤暑各证多有阐发。卷一主要论述各暑证的症状、病因、病机、脉理及与五运六气的关系。卷二主要介绍治暑各方以及张氏对前人治暑之论的品评。

三、版本流传

本书成书于明天启三年，原书目前未见有刻本传世。天启六年（1626）湖北名医李盛春将《伤暑全书》《脉理原始》等六种书汇集成《医学研悦》，始有刻本传世。目前含有《伤暑全书》的《医学研悦》初刻本亦多佚失，仅山东中医药大学存有孤本，为仁寿名医、山西道监察御史黄昌发刻。清代扬州名医叶霖（字子雨）对原书进行增补，辑成《增订伤暑全书》。目前《增订伤暑全书》主要见于《珍本医书集成》及《中国医学大成》。

四、校注说明

本次整理选用黄昌刻本为底本，由于底本难以辨认之处较多，因此采用《医学研悦》（中国中医药出版社1997年版）及《珍本医书集成》（上海科学技术出版社1986年繁体竖排版）两本为校本。校注体例说明如下：

（一）底本年代久远，多处已漫漶不清，校注时根据校本出注。

（二）底本刻版时个别字体有特殊书写风格，易与他字混淆或难以辨认，校注时只在首次出现时出注一次，后文不再重复出注。

（三）对一些生僻字词标注读音与字义。

（四）对底本与校本有异之处，结合上下文，明显属于底本错误者，出注纠正；不能确定是否底本错误者，只标注校本为何字。

傷暑全書序

夫醫九流一技也，而回天札①與燮樂躋壽域，而補造物之不逮，厥功博已。頤五行在手，則天可延，陰陽未分，則延者促已。審之在跬步，而違之則燕越，可畏哉！寒暑均天地之厲氣，傷寒傷暑二病均厲氣之能生殺人者②，

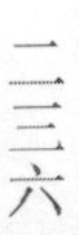

問因寒因暑之說昭昭為萬世的广③
傷寒書創自張長沙詳於朱南陽而
反覆精析於陶節庵其全書若眉列
然學者類能據籍按方而施治故往
往取效若傷暑一症醫書止勒小款
中世皆忽之一遇是症④率目為傷寒
以發散等劑投之閒加衣被取汗甚

炙以致傷⑤之者累累不悟可為悲乎⑥諸生時萬曆戊子夏患茲癥幾殆⑦索脊然⑧自憤庸醫以為脾胃內傷⑨以為勞役中折幾不自持徵諸經⑩石遼在旁處⑪然曰⑫此頃而誤⑬之暑癥也何多指闢之皆驗其名子於脊中徵解依之服益元散二劑而蘇仍⑭

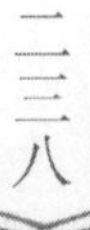

以加味香薷飲數劑而愈遂著傷寒傷暑辯二⑮篇列於暑月中布兼施藥餌其貌效若谷響乃發願搜羅羣書著為全帙⑯以濟世懼閱歷未久不中窽⑰期五⑱十以後方就筆研戊申自許部以目恙

請告杜門謝絕⑲摒得畢志於性命黄卷

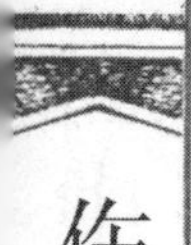

⑳[illegible]家昕夕㉑矻矻㉒無逸晷暇即焚香几
室間入圜內視百日不佞及目愈後
至天啟壬戌歲
仙師教就筆研狹古諸名家參攷編
集而成帙搭括十餘載約二萬餘千
言分為上下兩卷議論皆常語不敢
鈎深以便醫家覽解方多遵古無㉓容

壽宜痖則靈葬㉔粟豈珍錯而食其時
百骸理宜也要在於燕越岐路處着
力耳平高責除垢㉕忌澄心察理審痖
殺咀醫之上計乎寧獨醫人一心耳
虛與實相反拗與圓相伏古今成敗
之大關也秉國成者與繼國計者身
係

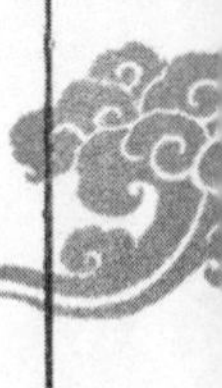

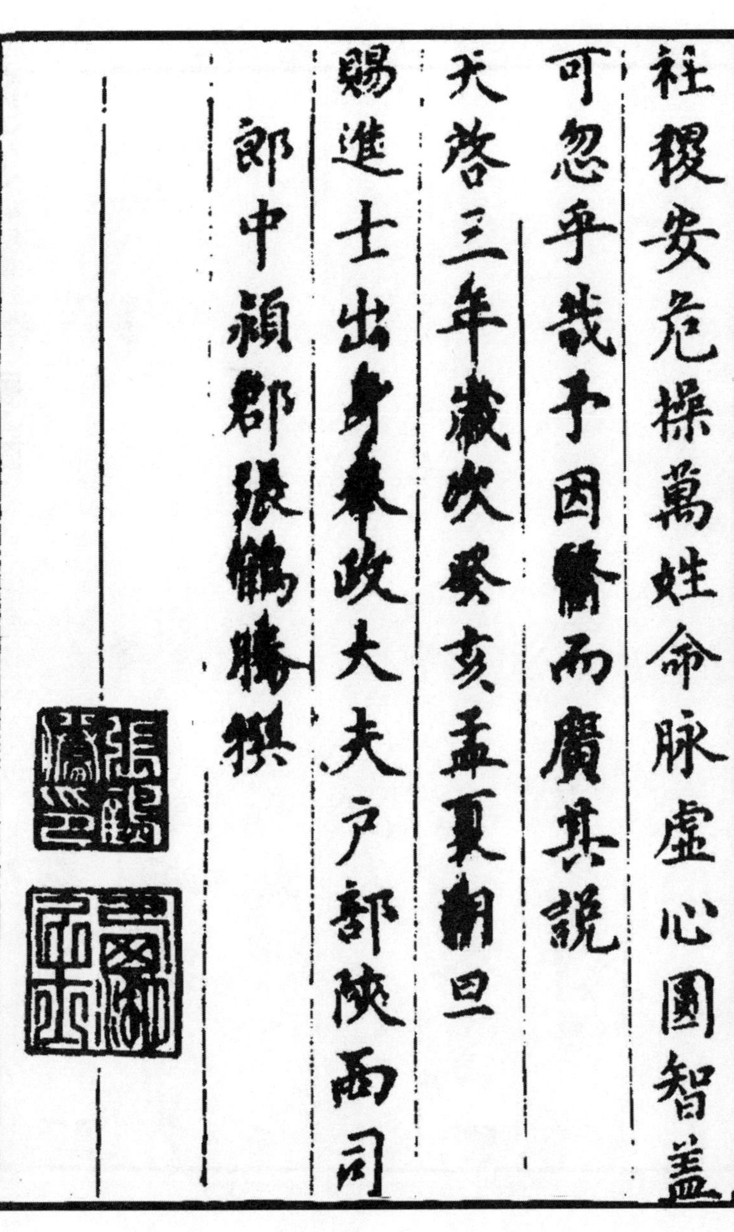

社稷安危操萬姓命脉虚心圓智蓋可忽乎哉予因醫而廣其説

天啓三年歲次癸亥孟夏朔旦

賜進士出身奉政大夫户部陜西司郎中潁郡張鶴騰撰

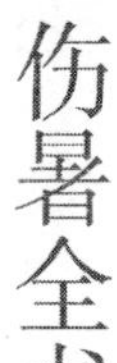

治暑全書題辭

江陵朱司空來總河政旣奉

旨予休㴵㉖埘生屬承南河之徂暑㉗始

受事赴謁公於邳未至而公单舸

放流下矣舟次接言論所拳拳河

漕利病賸理而著之鍼砭殆挽萬

斛洪濤運諸指掌盖公孜孜悬公

去不輟念若此已發行[28]醫手治暑

一編屬爲廣其流布其書雖一家

言乎而原二氣之搏[29]捖辯五行之

生旺審八方之燥濕剃六府之虛

盈集諸家以衷其成不啻視越垣

鏡秦膽良衛生之寶書廣是編也借

斯世葆天和而躋之壽域利溥哉

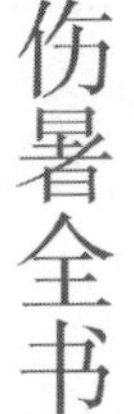

仁人之心也嘗㉚槩而論之宇宙㉛乎沴薄蝕之氣其恫然中於人之肌膚往往不在秋冬斂藏之候而在春夏暢發之時斯時生人精神血脉方怒生憤盈旁礴不可㉜圉制且㉝俛仰闓駘㉞蕩恢名之景物無不極人志氣與之爲飛揚亢爽孰知燥

冲傾外之餘倚乃得伏長乃得消
猶之乎家計溫㬉㉟竄耗因是以萌
生世運煕洽戎萃因是以潛伏先
幾君子爲持滿爲謹微制壯以損
毫末於斧柯故可保性命而於
躋和扁非是者失之未然而晦冥
風雨之震凌既中訌外脅又不幸

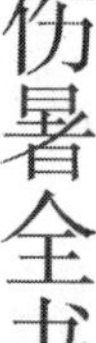

授手庸憒者流冥冥焉貴人以試術寒熱辛温之雜嘗而標本虚實之億揣此豈復有養生主哉嘗觀厲氣流行孤子而獨父鰥夫而寡妻家誅巷號害乃毒於水火鋒鏑㊱得是編爲中流一壺庶起軒皇岐伯於當年以常回太和之宇也噫

世道之有平陂㊲猶人身之有休旺
藥石供養而粱肉療疾幾微不察
病或中於膏肓今蟲蟲氓庶囂然
不有生全之樂其爲害豈特嚮所
訾醫師之以昌陽引年耶維其平
而制其陂俾漢廷跌𥼶㊳無勤痛哭
於賈生而熙豐之僨㊴張不規瑱㊵於

獻可之諷諫功寧直壽民㊶已也是
在知幾君子矣剞劂㊷告竟爰廣其
旨而引之簡端云
天啓乙丑小春既望南河治水使者
武原彭期生題於署之調鶴㊸

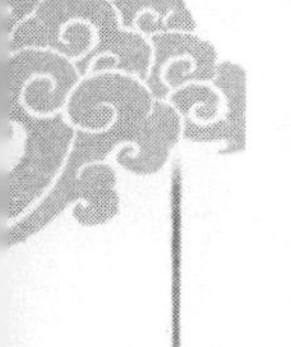
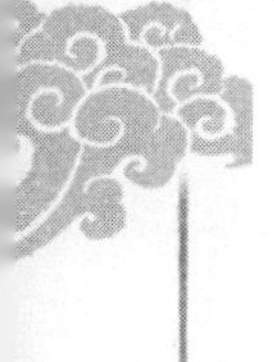

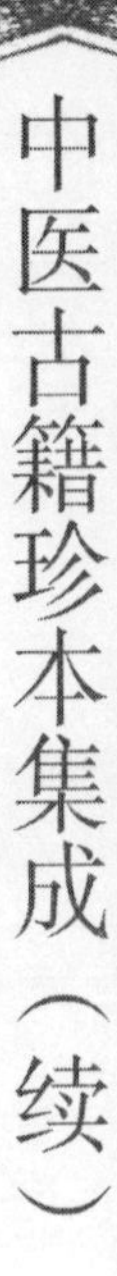

校注

①夭札：指遭疫病而早死。
②□：此处底本模糊，《医学研悦》作「素」。
③□：此处底本模糊，《医学研悦》作「顾」。
④症：《医学研悦》作「证」。
⑤□□：此处底本模糊，《医学研悦》作「伤生」。
⑥□□□□□：此处底本模糊，《医学研悦》作「可不悲欤予」。
⑦□□□：此处底本模糊，《医学研悦》作「势急气」。
⑧瞀（mào）然：昏昏然。
⑨□□□：此处底本模糊，《医学研悦》作「内伤或」。
⑩□□□：此处底本模糊，《医学研悦》作「医汪韫」。
⑪蹙（cù）然：忧愁不悦貌。
⑫□：此处底本模糊，《医学研悦》作「心」。
⑬□□：此处底本模糊，《医学研悦》作「垢此」。
⑭□：此处底本模糊，《医学研悦》作「调」。
⑮二篇：《医学研悦》及《珍本医书集成》均作「一篇」。
⑯帙（zhì）：原指书的封面，这里指代书卷。

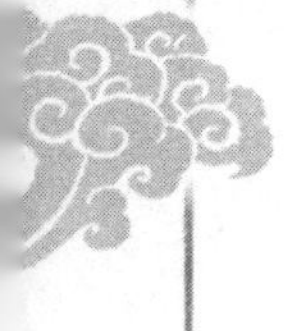

⑰窾（kuǎn）：空隙、中空、空洞。
⑱□：此处底本模糊，《医学研悦》作「五」。
⑲□□：此处底本模糊，《医学研悦》作「静摄」。
⑳□：此处底本模糊，《医学研悦》作「诸」。
㉑昕夕：终日。
㉒矻（kū）矻：勤劳不懈的样子。
㉓它：《医学研悦》及《珍本医书集成》均作「他」。
㉔菽：豆类的总称。
㉕妬：《医学研悦》及《珍本医书集成》均作「妒」。
㉖休澣：官吏按例休假。「澣」，「浣」的异体字。
㉗徂（cú）暑：指夏季。
㉘篋（qiè）：小箱子，藏物之具，大曰箱，小曰篋。
㉙捖（wán）：击打。
㉚槩（gài）：「概」的异体字。下同。
㉛垂：《医学研悦》作「垂」。
㉜圉（yǔ）：抵御，阻挡。
㉝俛（fǔ）：「俯」的异体字。
㉞駘（dài）蕩：指舒缓放荡。
㉟窳（yǔ）：瘦弱。

㊱鋒鏑：原指兵器，也指代战争。
㊲陂：不平坦。
㊳踈盭（lì）：足掌扭折变形。「踈」，同「跖」。「盭」，同「戾」。
㊴僨（fèn）：毁坏。
㊵瑱（tiàn）：玉器。
㊶巳：《医学研悦》及《珍本医书集成》均作「已」。下同。
㊷剞劂（jījué）：刻镂的刀具，引申为雕辞琢句。
㊸□：此处底本模糊，《医学研悦》作「轩」。

傷暑全書卷一

目錄次第說

病生有原治法順其原故辯冬春夏秋寒温暑涼症冠其首焉暑陽氣也寒陰氣也氣之運有遲速有順逆有次舍故次天時天運於上地載於下南北異疆寒燠[1]殊氣令不能督之使齊故地氣次焉天地交而陰陽有序釐則寒暑病作症候各異故剖其異若黑白其獨詳於暑者明專科也忽者使之驚闇[2]胥者

使其昭昭躊躕顧望而不敢決者使其奮袂而促唱令膏肓不能匿藥餌可施生心庶有托矣若著厥暑著風紋腸沙諸名家具載因之③耳時疫詳朱南陽寒疫獨創于李東垣第宗而演之至於暑瘍暑瘵常有此症從無此名不識其症④安識其藥予特摹症而立名庶可據而施治焉辯疑決⑤症因症施藥五臟不能告人而脉告之脉不能接人而指接之是脉乃天真委和之氣非圖可狀非言可傳在人

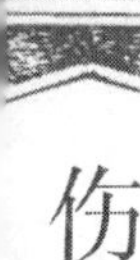

手指心會而巳乃天時有定期地氣有方隅求其究轉變易與脉相符者惟運氣爲最微焉夫五運有旋轉之機六氣有遲蚤⑥之妙天以示始終之因於地地以示始終之因於物然則五臟六腑與物之旺落感應以此而巳幹旋而調適之權在乎藥餌若列餜然惟其所投投則釀⑦然若嗜神喜而病畏之不投則恚⑧然若讐⑨病喜而神惡之是在取者藥方列左古人立方良有深意其議見良有慧識卓

逾不可磨滅者固多中亦有泥古任臆不可
爲訓者予⑩採各名家論暑原文後各附愚見
品評以俟覽者取裁焉然無徵不信有攷斯
傳醫學綱目所載古今名醫類案非後學之
鑑衡乎彼俟百世而不惑吾考先正而不謬
庶幾哉與古作者默契乎至若治於未病防
其外邪順時頤養保命度生是在智者之自
謂何耳

校注

①燠（yù）：暖、热。
②曶（wěn）：疑为『曶（hū）』，轻微的意思。
③沙：通『痧』。下同。
④症：《医学研悦》作『证』。
⑤决：《医学研悦》作『决』。
⑥蚤：通『早』。
⑦醲（nóng）：通『浓』。
⑧恚（huì）：忿怒，怨恨。
⑨讐（chóu）：『仇』的异体字。
⑩採：『采』的异体字。

傷暑全書目錄卷一

卷之一

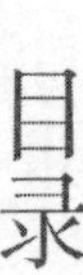

丸散方類

作金散　大麻風屢驗

古今名醫需⑤稾

張仲景　傷寒第三論

痓⑥濕暍⑦第四論二款　辯太陽病脉五論三款

孫真人　傷寒例論

劉河間　中暑

李東垣

暑傷胃氣論　清暑益氣湯附

朱丹溪

傷暑全書目錄終

校注

①見東垣胃氣論：此标题下并无对应正文内容。

②九：《医学研悦》作『丸』。

③驗：正文中此下为『方』字。

④清脾飲：正文作『清脾饮加减』。

⑤彙（huì）：同『汇』。

⑥痓（chì）：中医指抽风、惊厥等病证。

⑦暍（yē）：热。

⑧菴（ān）：『庵』的异体字。

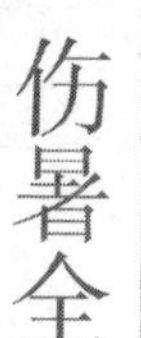

重刻張鳳逵傷暑全書卷之一

總督河道工部尚書江陵朱光祚閲

提督南河員外郎海鹽彭期生輯

監督府第員外郎江津周長應較

山西道監察御史仁壽黃昌發刻

新安肩吾戴任閬梓

辯春夏秋冬溫暑涼寒四症病原

生氣通天論曰：夫自古通天者生之本，本於陰陽。天地之間，六合之內，其氣九州九竅、五藏十

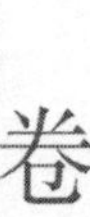

二節皆通乎天氣其生五其氣三數犯此者則邪氣傷人此壽命之本也由此論之人身元氣與天相通頤養有道病何從生然則病生有因其發有原乎從其原而治之則易療陰陽應象大論曰天有四時五行以長生收藏以生寒暑燥濕風人有五藏化五氣以生喜怒悲憂恐又曰因於露風乃生寒熱是以春傷於風邪氣留連乃爲洞泄夏傷於暑秋爲痎①瘧秋傷於濕上逆而欬②發爲痿厥冬傷於寒春必溫病四時③

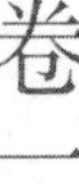

氣更傷五臟此四時四氣之病原也黃帝明以春溫根於冬寒其間氣候相近症恙相同猶可言者原未兼及暑也至漢張長沙仲景著傷寒書遂演內經之說曰其傷於四時之氣皆能爲病以傷寒爲毒者以其最成殺厲之氣中而即病者名曰傷寒不即病者寒毒藏於肌膚至春變爲溫病至夏變爲暑病暑病者熱極重於溫也自此論出而後之業岐黃術者皆宗之果爾是專主一寒氣三病分久近皆寒爲根故後世

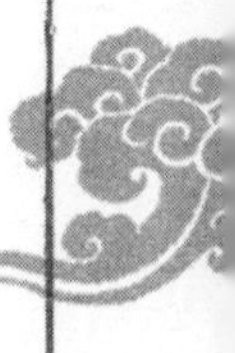
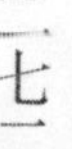

醫家有四時傷寒之説甚至通以麻黄桂枝湯兼治溫熱症候⑤人良多陶節菴諸名家亦剖三病若列眉而根始於寒不免沿而未能脱又何怪乎碌碌者愚謂道以一炁⑥生天地以二氣生五行五氣各司其用而水火爲宗要水火能生物亦能殺物若仲景之説是水專擅其權而火僞虛而無用矣愚謂冬之寒病耑⑦屬寒威此固然不易者至春時陽氣漸舒孔竅開張服御单夾乃天氣變幻倏⑧暖倏寒又多蕭風人感寒氣

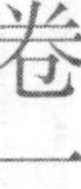

入臟腑故為溫病猶可名曰春寒已與冬寒不相[illegible]⑨矣況夏至後炎火時流蒸鬱爍人得病似傷寒者皆時暑火所感而成與冬之寒氣毫不相涉而亦以為冬寒之積久所發者悞已即生氣通天論曰是故陽因而上衛外者也因於寒欲如運樞。起居如驚。神氣乃浮。因於暑汗煩則喘喝靜則多言。體若燔炭汗出而散是寒暑分因水火別症明列斷案萬世醫學之祖也又何惑乎然內經之溫根於寒者何故按山海經桂

名榣榣葉長二尺桑名帝女大圍五十尺桂竹葉大二尺餘高數丈其草樹奇怪類若此據經想太古時洪水橫流懷山襄陵草木閉塞天地濛昧陰霾拂鬱陽明未舒以故塞氣盛行元和令少即當大夏亦無爍金之患後世文明漸開五行分布水火之氣各司其權若斯爭烈者即今春值淫雨餘寒爲厲甚者如隆冬挾⑩纊不能去試觀晉中暑症寥寥絕無痎瘧皆陰勝之左⑪券也何況在洪荒世乎此內經溫根於寒所由

發也何仲景遂中演其說於暑而一類乎是耽⑫足也且古之人茹毛衣草簡緣澹泊，無助火之具後世炙煿之味適口醲鬱之酒克腹者欲灼精塵勞食氣皆足以嘘焰而煽熾宜暑火之乘類而善入也謂古之寒病多而暑病少今之寒暑並重而暑爲尤劇則可愚故特列論曰傷寒者感於冬之嚴寒溫病者感於春之輕寒若暑病則專感夏之炎熱若⑬冰炭霄泉之不相及一水一火各爍其令治法一熱劑一凉劑各中其

⑭察而槩以爲寒，因不幾於執一遺二哉⑮？予俯仰躊躇，萬不得已，敢於翻千古之案，以開百世之覺，破迷而拔苦，遂自甘於僭竊云爾。

天時

真源曰：天地之間，覩乎上者爲陽，自上而下四萬二千里，乃曰陽位；覩乎下者爲陰，自下而上四萬二千里，乃曰陰位。既有形名，難逃度數。且一歲者，四時八節，二十四氣，七十二候，三百六十日，四千三百二十辰。十二辰爲一日，五日爲一候三候爲一氣三氣爲一節二節爲一時四時爲一歲一歲以冬至節爲始是時也地中陽生升凡一氣十五日上升七千里三氣爲一節四十五日陽升共二萬一千里二節爲一時一時九十日陽升共四萬二千里正到天地之中而陽合陰位是時陰中陽半其氣爲溫而時當春分之節也過此陽升而入陽位方曰得氣而升亦如前四十五日立夏立夏之後四十五日夏至夏至之節陽升通前計八萬四千里以到

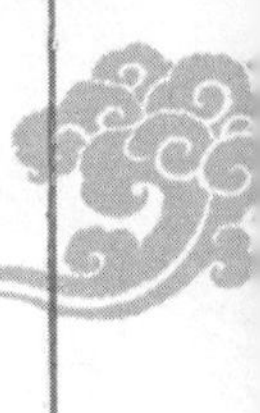

天乃陽中有陽其氣熱積陽生陰一陰生於二陽之中自夏至之節爲始是時天中陰降凡一氣十五日下降七千一里三氣爲一節一節四十五日陰降共二萬一千里二節爲一時一時九十日陰降共四萬二千里正到天地之中而陰交陽位是時陽中陰半其氣爲凉而時當秋分之節也過此陰降而入陰位方曰得氣而降亦如前四十五日立冬，立冬之後四十五日冬至冬至之節陰降通前計八萬四千里以到地乃

陰中有陰其氣冷積陰生陽一陽生於二陰之中自冬至之後一陽升如前運行不已周而復始卽陽升陰降之八節而知天地卽溫凉寒熱之四氣而識陰陽夫陰陽判分若黑白然故春夏秋冬四時隨令各别溫熱凉寒四時隨節候變易冬至巳後至春分屬傷寒自春分至夏至屬溫病自夏至至白露屬傷暑自白露至立冬屬凉病自立冬以後至春俱屬傷寒⑯蓋春秋之氣嘗不足冬夏之氣嘗有餘卽四月八月間亦

有暑病葢八月間曉暮夜氣雖凉而午未之時秋陽燥烈日火灼人反毒於伏葢伏時氣發汗出陽氣在表此時陽氣漸歛真火內燃一而又以烈日薰之故毒愈中人熱症更劇當細察之雖其外症相類而血氣不同治法逈異稍有不中節害人不淺而〔17〕果用以寒症劑其害可勝言哉治者先數時令後審時氣隨令加減斟酌之未有不立取效者故爲天時說

地氣

天地之形其狀如卵六合於中其圓如毬日月[18]出沒運行於天之上地之下上下東西周行如飛輪春夏日行北陸秋冬日行南陸太陽所臨其氣燠故四方風氣各有偏勝秦晉地氣寒遂寒病多而暑病少吳越滇黔及兩粵地氣燠[19]故寒病常而暑病獨劇至八九月猶如伏時彼中盲醫不知李以治寒熱劑投之以火助火又日禁人飲水食瓜至不可救[20]予[21]萬曆丙午典試西粵棘闈中簾官廝役多病此呻吟聲相聞醫皆

以爲寒予詰之曰某日曾風雨爾曾服藥否皆如法用凉劑而痊撫臺楊公異而索方予冗中姑抽胸臆數欵㉒并方楊公遂付之梓題曰張司農活人說今其板貯西粵藩司中楊公仁者乎急於濟人如此地氣不同治法亦異猶越人見劉㉓而駭毳燕人見布而疑膚㉔氣局之識圍之耳安可一二槩施藥哉寒而但見其寒限於今也熱而不知其熱禍於古也予慮大迷不解特辯而表之

辯寒暑症各異

傷寒傷暑二症流毒天地沿襲古今人率習而不察據其外症頭痛身痛發熱惡寒等症相同皆混於象而不審其内景不觀乎時因一名之曰寒而不知其詖多端甚不可一律論者寒之傷人也一二日在膚宜汗三四日在胸宜吐五㉕日在臓宜下確有定期可據者若暑則變幻無常入發難測不可尋想彼暴中之激烈扁雀㉖不及㉗擺指而投咽久服之深毒長桑不能隔膚

而見臟最爲難察而難抹已即尋常之感亦難覺知非若傷寒之有定期定症可據可療者不拘表裏不以漸次不論臟腑胃暑蒸毒從口鼻入者直中心胞絡經先煩悶後身熱行坐近日薰爍皮膚肢體者即時潮熱煩渴入肝則眩暈頑麻入脾則昏睡不覺入肺則喘咳痿躄入腎則消渴非專心主而别臟無傳入也中暑歸心神昏卒倒傷暑肉分周身煩燥或如針刺或有赤腫蓋天氣浮於地表故人氣亦浮於肌表也

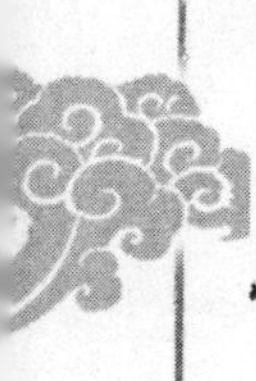

冒暑入腸胃腹痛惡心嘔瀉伏暑即冒暑久而藏伏三焦腸胃之間熱傷氣而不傷形旬日莫覺變出寒熱不定霍亂吐瀉膨脹中滿瘧痢煩渴腹痛下血等自入肝至此採醫學入門并主治法皆以清內火爲主而解表兼之寒之中人乘其虛暑則虛實并中而實更劇蓋氣血強盛之人內已有伏火加之外火炎炎相合故焦灼爲甚經虛處寒棲之經實處暑棲之寒凌其弱而暑親其類也又藜藿常被寒惟膏粱獨能禦

若暑則不問膏粱藜藿而咸能勝之侮之雖廣
厦纍冰蕙質生粟輕羅紈綺冷冷玉樹一犯其
烈焰詎能却之乎是以知暑氣之毒甚於寒乃
古人專以寒爲殺厲之氣而不及暑何也試觀
寒病至七八日方危暑病則有危在二三日間
者甚至朝發暮殆暮發朝殆尤有頃刻忽作拯
救不及者如暑風乾霍亂之類然則暑之殺厲
之氣視寒尤甚彰明皎著矣寒病止一途察脉
審候執古方以療之易爲力暑症多岐中熱中

暍中内中外甚者爲厥爲風爲顛癇即發則泄瀉霍亂乾霍亂積久後發則瘧痢瘍種種病名約有十㉚餘科皆暑爲厲則暑殺厲之氣視寒幾倍寒安敢望哉除暴中暴發久伏後發不可度量其餘受發亦有漸次焉蓋盛夏之時熱毒鬱蒸無論動得靜得其初入人也不識不知外之流火與内之陽氣驟遇而爭陽氣不服先昏憒倦疲及火與氣合氣不能勝火力漸強散爲外熱燒灼不已氣耗而血枯故燥渴痞塞腹痛諸

惡症作焉此其變化或乍或久人莫自覺醫家亦不能辯至病深而後施治故難速愈宜早辨而早治之則易愈而取効速 ㉛

暑症

立夏以後暑熱盛行時人有頭疼惡心身熱惡寒手足厥冷肢節沉痛不思飲食或氣高而喘或氣短而促甚者用手捫之如火撩皮膚或腹腸絞痛或口鼻流血病候與傷寒相似不知者誤認傷寒用風熱發汗蒸或加衣出汗則元氣

蓋虚終不知悟蓋此症乃夏氣屬陰虚元氣不足濕熱蒸人暴傷元氣人初感之即骨乏腿軟精神倦怠昏睡懶語其形如醉夢間或無汗或微汗不斷或大汗不止煩渴飲水胷膈痞悶小便黄而少大便溏而頻或嘔或瀉或結或霍亂不止此等症與傷寒大異按時而施治據症而急療無不應手者語曰勿伐天和正因時之道也亦有不頭痛身痛惡寒者治法皆同治法輕者宜五苓散以利小水導火下瀉而暑自解或香

㉝治飲辛散以驅暑毒木瓜制者之要藥也或藿香正氣散十味香薷飲之類重者人參敗毒散桂苓甘露飲竹葉石膏湯白虎湯之類弱者用生脉散清暑益氣湯補中益氣湯等若不分内外不論輕重強弱一槩以和解百發百中隨試隨應則無如六和湯完具矣方書名家古今甚衆其中多所發揮明切精當者惟朱丹溪爲完詳且要近世著作王宇泰先生有證治準繩證治類方諸帙獨得其解㉞此欵中艰轉丸游刃之

拔力追古名流已工醫者所當時披誦而潛玩者也治方見後

暑厥

夏月有卒然暈倒不省人事手足逆冷者爲暑厥此陰風也不可驟用寒凉藥先以辛溫藥散解之俟醒然後用辛凉以清火除根誤用熱藥及艾灸立死童便和薑汁灌亦易甦

暑風

忽然手足搐攣厲聲呻吟角弓反張如中惡狀

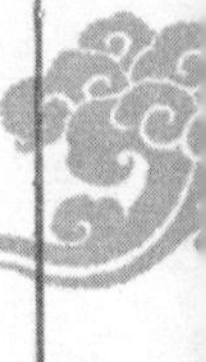
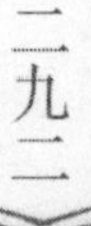

爲暑風亦有先病熱後甚漸成風者譫語狂呼
浪走氣㊿百倍此傷風也治法以寒凉攻刼之
與陰風不同皆宜解散化痰不宜汗下有日久
而脾胃弱者宜溫補

暑瘍

凡癰疽毒瘡發熱有時晡甚旦止若夏月間有
頭面外項赤腫或咽喉腫痛或腿足焮腫長至
數寸不能動履人皆疑爲瘡但其頭痛內燥晝
夜發熱不止自與瘡症不同但以敗毒散加石

骨黄連等藥熱症一解赤腫自消全無濃血此

名暑瘍毫釐而千里者也

暑瘵

盛暑之月火能爍金若不禁辛酒脾火暴甚有

勞熱燥擾而火動於心肺者令人咳嗽氣喘驟

吐血衄血頭目不清胸膈煩悶不寧即童稚老

夫間亦病此脉者以為勞瘵不知火載血上非

真陰虧損而虛勞者等也宜四物湯黃連解毒

二陳湯三藥內去川芎白芍黃栢以貝母易半

又加桔梗以抑之薄荷以散之麥門五味以斂之自愈或加童便藕汁或黃連香薷飲一二劑亦可靜攝數日忌酒煎炒自安是名暑瘵宜酌而善用焉或用東垣參苓調中亦妙

絞腸沙

夏間有不頭痛發熱但覺小腹疼痛或心腹俱痛鼓脹痞滿不能屈伸者人或疑為陰症或挑為食生冷過多不知皆暑火流注臟腑不能解故先小腹痛後及㊲徧心腹法宜六和湯清解之

或五苓散加香薷木瓜紫蘇半夏之類利散之自愈若以爲陰病生冷而用熱藥熱物助之不可採已或用炒鹽和滚水服探吐痰涎亦妙亦有發熱身痛等症内兼心腹痛大槩吐法爲上用藿香正氣散或二陳湯加厚朴炒梔佳

時疫見朱丹溪

春應煖反寒夏應熱反凉秋應凉反熱冬應寒反温此非其時而有其氣是以一歲之中長幼之病多相似者爲時行温疫病也治法用人參

敗毒散九味羗活湯夏加滑石石羔㊳冬加麻黄桂枝春秋止㊴依原方或藿香正氣散五積散防風通聖散亦可甚者黄連解毒湯竹葉石膏湯

寒疫

一夏月亦有病凉者偶遇暴風怒雨不及加衣或夜失覆或路行冐犯皆能爲凉症此非其時而有其氣謂之寒疫治法與暑症異亦以九味羗活湯敗毒散以辛散和解爲主不可專用汗藥此論乃李東垣先生發自十書中從來醫書

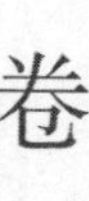

肸及然儱百之一耳以一律百以或然爲固然左矣

脉理

脉訣舉要曰暑傷於氣所以脉虛弦細芤遲體狀無餘

劉復眞曰暑脉虛而微弱按之無力又脉來隱伏弦細芤遲皆暑脉也脉虛身熱得之傷暑中暍脉虛而微者是也寒病傳經故脉日變溫熱不傳經故脉不變寒病浮洪有力者易治芤細

無力者難治無脉者不治若溫熱則不然溫有一二部無脉者暑熱有三四部無脉者被火所逼勒而藏伏耳非絕無也於病無妨攻之亦易醫人一切驚走不知照經用辛寒藥火散而脉起脉起而病愈徒駭何益乎要在辨之詳耳蓋溫熱病有中一二經始終止在此一二經更不傳遞別經者其一二經或洪數則別經弱且伏依經絡調之則洪者平伏者起乃愈徵也昔在萬曆丁未三月間予寓京師備員太倉庫差忽

一日吏部同鄉劉蒲亭聽報曰病劇求救予就其寓吏部同僚諸公環守之已備後事譫語抹衣不寐者七八日巳

御醫院吳恩泉名醫也偕醫數人治之予胗㊵脉止關脉洪大其餘皆伏乃書方竹葉石膏湯諸公皆驚曰吳等已煎附子理中湯何氷炭如是予詰之吳曰陽症陰脉故用附子予曰兩關洪大此陽脉也其餘經爲火所伏非陰脉也吳厲聲相爭予亦動色自任諸公從之一劑肅時即

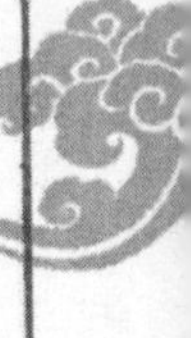

止譫語抹衣就寐片時，予視其脉已洪者平而伏者起。諸公相視曰：此真張仲景也。又用辛凉藥調理，全愈。脉症有相合者易知，有相左者難知。脉明而後可以辨症，症真而後可以施藥。要在虚心細察，不可執己見而以百藥嘗試。令命在反掌間也，慎之慎之。

五運六氣

運氣症治者，所以參天地陰陽之理，明五行衰旺之機，考氣候之寒溫，察民病之凶吉，推加臨

[illegible]濕之法施寒熱溫涼之劑古人云治時病不知運氣知涉海問津誠哉言也今遵先賢圖訣撮其要領使人一覽而知其悉也矣

五運配十干之年

甲巳得合爲土運　乙庚得合爲金運

丁壬得合爲木運　丙辛得合爲水運

戊癸得合爲火運

六氣爲司天之歲

子午少陰君火　丑未太陰濕土　寅申少

陽相火　卯酉陽明燥金　辰戌太陽寒水

巳亥厥陰風木

南政北政

甲巳土運爲南政盖土居中央君尊南面行

餘四運以臣事之面北而受令所以有別也

十二支年分運氣

子午年少陰君火司天歲氣熱化之候

司天者天之氣候也

君火者手少陰心經也心者君主之官神

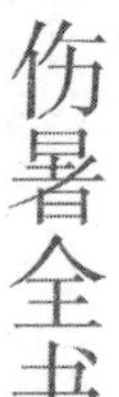

明出焉君火乃主宰陽氣之本餘象生土

乃發生萬物之源

陽明燥金在泉

在泉者地之氣候也

初之氣厥陰風木用事子上父下益辛瀉苦

自年前十二月大寒節起至二月驚蟄終

止

天時　寒風切冽霜雪水氷蟄蟲伏藏

民病　關節禁固腰腿疼中外瘡瘍

二之氣少陰君火用事火盛金衰補肺瀉心

自二月春分節起至四月立夏終止

大時　風雨時寒雨生羽蟲

民病　淋氣鬱於上而熱令人目赤

三之氣少陽相火用事君相二火瀉苦益辛

自四月小滿節起至六月小暑終止

天時　大火行熱氣生羽蟲不鳴燕百舌

杜宇之類

民病　厥熱心痛寒更作咳喘目赤

四之氣太陰濕土用事子母相順瀉肺補腎

自六月大暑節起至八月白露終止

天時　大雨時行寒熱互作

民病　黄瘟衄血咽乾嘔吐痰飲

五之氣陽明燥金用事心盛肺衰火怕水復

自八月秋分節起至十月立冬終止

天時　温氣乃至初冬尤煖萬物向榮

民病　寒熱伏邪於春為瘧

六之氣太陽寒水用事火衰心病瀉鹹益苦

自十月小雪節起至十二月小寒終止

天時　暴寒勁切火邪恣毒寒氣暴止

民病　生腫咳喘甚則血溢下連小腹而

作寒中

丑未年太陰濕土司天歲氣濕化之候

太陰濕土者足太陰脾經也脾屬中央戊

巳土每季寄旺一十八日合爲七十二日

以應一歲六六三百六十日之成數也

太陽寒水在泉

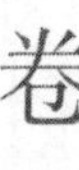

初之氣厥陰風木用事主旺客衰瀉酸補甘

自年前十二月大寒節起至閏二月驚蟄

終止

天時　大風發榮雨生毛蟲

民病　血溢經絡拘強關節不利身重筋

痛

二之氣少陰君火用事以下生上瀉甘補鹹

自二月春分節起至四月立夏終止

天時　大火至疫癘君命宜行濕蒸相搏

暴雨時降

民病　瘟疫盛行遠近咸若

三之氣少陽相火用事土旺剋水補腎瀉脾

白四月小滿節起至六月小暑終止

天時　雷雨電雹地氣騰濕氣降

民病　身重跗腫胸腹滿感冒濕氣

四之氣太陰濕土用事甘旺鹹衰補腎益脾

洸

｜六月大暑節起至八月白露終止

天時　炎熱沸騰地氣升濕化不流

民病　腠理熱血暴溢寒瘧心腹脹浮腫

五之氣陽明燥金用事土能生金益肝瀉脾

自八月秋分節起至十月立冬終止

天時　大涼霧露降

民病　脾胃寒瘧痢甚行

六之氣太陽寒水用事以上剋下瀉脾補腎

自十月小雪節起至十一月小寒終止

天時　大寒凝冽

民病　關節禁固腰腿拘痛

寅申年少陽相火司天歲氣火化之候少陽相火者三焦浮流之火火邪則炎上上剋肺金金受剋腎水失母則上盛下虛虛陽上攻變生諸疾致傷元氣

厥陰風木在泉

初之氣厥陰風木用事子父相逢瀉苦益辛

自年前十二月大寒節起至二月驚蟄終止

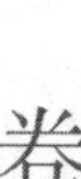

天時　熱氣傷人時氣流行

民病　寒熱交作咳逆頭痛血氣不調心腹不快

二之氣少陰君火用事肺衰心盛制苦益辛

自二月春分節起至四月立夏終止

天時　暴風疾雨温濕相蒸

民病　上熱咳逆胸膈不利頭痛寒熱

三之氣少陽相火用事夏旺火熾補益大腸

自四月小滿節起至六月小暑終止

天時　炎暑亢旱草萎河輸

民病　煩熱目赤喉閉失血熱渴風邪人

多暴死

四之氣太陰濕土用事火能生土瀉甘補鹹

自六月大暑節起至八月白露終止

天時　風雨時降炎暑未去

民病　瘧痢交作寒熱頭疼

五之氣陽明燥金用事肺金受邪瀉苦補辛

自八月秋分節起至十月立冬終止

天時　霖熱風雨草木黄落

民病　寒邪風熱君子屑密

六之氣太陽寒水用事心火受剋瀉鹹補苦

自十月小雪節起至十二月小寒終止

天時　寒溫無時地氣正寒霜露乃降

民病　感冒寒邪關節不利心腹痛

卯酉年陽明燥金司天歲氣燥化之候

陽明燥金者肺與大腸之氣象庚辛金也

少陰君火在泉

初之氣厥陰風木用事金木相剋補酸瀉辛

自年前十二月大寒節起至二月驚蟄終

止

天時　陰始凝風始肅水乃冰寒雨多花

開遲

民病　寒熱浮腫失血嘔吐小便赤淋

二之氣少陰君火用事火盛金衰瀉辛益酸

自二月春分節起至四月立夏終止

天時　臣居君位大熱早行

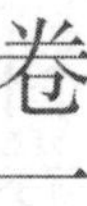

民病　疫癘流行人多卒暴

三之氣少陽相火用事主盛客衰瀉心補肺

自四月小滿節起至六月小暑終止

天時　燥熱交合風雨暴至

民病　寒熱頭疼心煩作渴

四之氣太陰濕土用事以下生上瀉辛益酸

自六月大暑節起至八月白露終止

天時　旱秋寒雨有傷苗稼

民病　卒暴寒熱風邪傷人心疼浮腫瘡

瘍失血

五之氣陽明燥金用事金盛木衰瀉肺補肝

自八月秋分節起至十月立冬終止

天時　冬行春令草木生青風雨生蟲

民病　寒熱作痢氣血不和

六之氣太陽寒水用事客來助主益苦瀉鹹

自十月小雪節起至十二月小寒終止

天時　氣候反温蟄蟲出現反行春令

民病　疫癘温毒寒熱伏邪

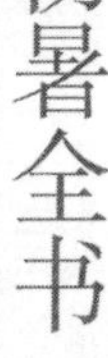

辰戌年太陽寒水司天歲氣寒化之候

太陽寒，水者足膀胱經也，與足少陽膂經合爲表裏，屬北方壬癸水

太陰濕土在泉

初之氣厥陰風木用事，脾胃受邪，瀉鹹助甘

自年前十二月大寒節起，至二月驚蟄終止

天時　氣早煖，草早榮，溫風至

民病　瘟疫，寒熱，頭痛，嘔吐，瘡瘍

二之氣少陰君火用事心火受邪瀉酸補甘

自二月春分節起至四月立夏終止

天時　春寒多雨寒濕無時

民病　氣鬱中病浮腫寒熱

三之氣少陽相火用事以上尅下瀉鹹助苦

自四月小滿節起至六月小暑終止

天時　暴熱乍涼疾風暴雨

民病　寒熱吐痢心煩悶亂癰疽瘡瘍

四之氣太陰濕土用事木旺土衰瀉甘補酸

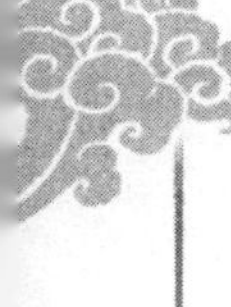

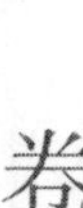

天時　凝寒雨雪地氣正濕令行

民病　病乃悽慘孕婦多災脾受濕肺旺

肝衰

巳亥年厥陰風木司天歲氣風化之候

厥陰風木者足厥陰肝經也肝屬東方甲

乙木春旺七十二日也

少陽相火在泉

初之氣厥陰風木用事脾胃受邪瀉酸補甘㊶

自年前十二月大寒節起至二月驚蟄終

止

天時　寒始肅客行主令殺氣方至

民病　寒居右脇氣滯脾胃虛壅

二之氣少陰君火用事火旺金衰瀉心補肺

自二月春分節起至四月立夏終止

天時　寒不去霜雪水殺氣施木草焦寒

雨至

民病　熱中氣血不升降

三之氣少陽相火用事肺經受邪瀉苦益辛

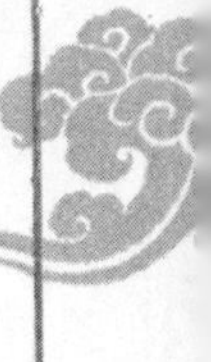

自四月小滿節起至六月小暑終止

天時　風熱大作雨生羽蟲

民病　淚出耳鳴掉眩

四之氣太陰濕土用事木土相刑瀉酸益甘

自六月大暑節起至八月白露終止

天時　熱氣返用山澤浮雲暴雨溽濕

民病　心受邪黄疸面爲浮腫

五之氣陽明燥金用事以金刑木瀉肺益肝

自八月秋分節起至十月立冬終止

天時　燥濕更勝沉陰乃布風雨乃行

民病　寒氣及體肺受風脾受濕發爲瘧

六之氣太陽寒水用事主助客勝瀉酸補甘

自十月小雪節起至十二月小寒終止

天時　畏火司令陽乃火化蟄蟲出現流

水不冰地氣大發草乃生

民病　瘟疫心腎相制

按天上地下而人居其中一炁分布三才並

立人與天地呼吸相通升降相符故陰陽寒

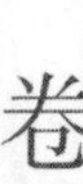

暑之氣內外合一，若魚與水然。故運氣所感，即人之疾痾應之。善攝生者，能調和臟腑，使血氣順軌，天時不能侵，不則逐氣而化，疫癘札瘥，不可勝瘳，至於因症而施治，癘不能干，人可以勝天，是在乎司命者留意焉。

傷暑全書卷之一終

校注

①痎（jiē）：指两日一发的痢疾。

②欬（kài）：重声咳嗽。

③□：此处底本模糊，《医学研悦》作「之」。

④寂：「最」的异体字。

⑤悮：通「误」。

⑥炁：同「气」。

⑦耑：「专」的异体字。

⑧倏：极快地。

⑨□：此处底本模糊，《医学研悦》作「蒙」。

⑩纩（kuàng）：古时指新丝棉絮。后泛指棉絮。

⑪左券：古代契约分左右两联，双方各执一联，左券就是左联，常用作索偿的凭证。比喻有充分的把握。出自《史记·田敬仲完世家》：「公常执左券以责于秦韩。」

⑫□：此处底本模糊，《医学研悦》作「蛇」。

⑬氷：「冰」的异体字。下同。

⑭窾（kuǎn）：同「窾」，空隙。《医学研悦》及《珍本医书集成》均作「窍」。

⑮□：此处底本模糊，《医学研悦》作「予」。

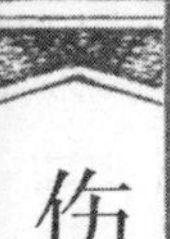

⑯盖：同「盖」。
⑰伏：形误，《医学研悦》作「伏」，为是。
⑱毬：「球」的异体字。
⑲煖：「暖」的异体字。
⑳捄：「救」的异体字。
㉑□：此处底本模糊，《医学研悦》作「予」。字体略小以示自谦。下同。
㉒□：此处底本模糊，《珍本医书集成》作「欵」，可从。「欵」同「款」。
㉓罽：同「罽（jì）」，指毛做的编织物，毡类。
㉔黂（fén）：乱麻。
㉕□：此处底本模糊，《医学研悦》作「六」。
㉖雀：据文义当作「鹊」。
㉗攞（lǐ）：折断、转动。
㉘冐：《医学研悦》作「冒」。
㉙詎（jù）：难道、岂、怎的意思，表示反问。
㉚□：此处底本模糊，《医学研悦》为「十」。
㉛効：「效」的异体字。
㉜匈：「胸」的异体字。
㉝□：此处底本模糊，《医学研悦》作「蕭」。
㉞□：此处底本模糊，《医学研悦》作「批」。

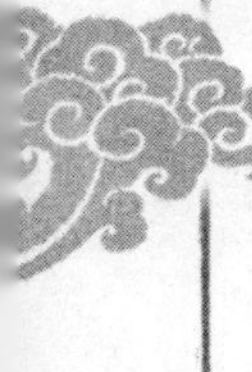

㉟□：底本模糊，《医学研悦》作「力」。
㊱屻：「衄」的异体字。
㊲徧：「遍」的异体字。
㊳羔：据文义当作「膏」。
㊴□：此处底本模糊，《医学研悦》作「依」。
㊵胗：同「诊」。
㊶脾胃：《珍本医书集成》作「脾胃」，为是。

傷暑全書卷之二

治暑主方

六和湯　治心脾不調，氣不升降，霍亂轉筋，嘔吐泄瀉，寒熱交作，痰喘咳嗽，胸膈痞滿，頭目昏痛，肢體浮腫，嗜臥倦怠，小便赤澁①，并傷寒陰陽不分，冒暑伏熱，煩悶，或成痢疾，中酒煩渴，畏食，婦人胎中亦可服

縮砂仁研　半夏湯泡七次　杏仁去皮尖　人參去蘆　甘草炙，各一兩　赤茯苓去皮　藿香葉去土　白扁豆姜汁略炒　木瓜

各二兩 香薷 厚朴姜汁製，各四兩

右㕮咀每服一兩水二鍾生姜三片棗一枚

煎至一鍾溫服

此清火調中和解之劑治暑要藥也

香薷飲 治伏暑引飲口燥咽乾或吐或瀉並

皆治之一方加黄連四兩用姜汁同炒令老

黄色名黄連香薷飲如有搐搦加羌活煎服

厚朴去皮，姜汁炙熟，半斤 白扁豆微炒，半斤② 香薷去土，一斤

右㕮咀每服三錢水一鍾入酒少許煎七分

沉冷不拘時服熱則作瀉香薷須陳者佳

十味香薷飲　消暑氣和脾胃

香薷一兩　人參去蘆　陳皮去白　白术土炒　黃芪去节　白扁豆炒，去殼　甘草炙　厚朴去皮，姜汁炒黑色　乾木瓜　白茯苓去皮，各五錢

右爲末每服二錢熱湯冷水任調下

以上辛散驅暑之劑盖香薷氣厚能散暑

木瓜善勝暑厚朴寬中故爲要藥

五苓散　治中暑煩渴身熱頭痛霍亂吐瀉小

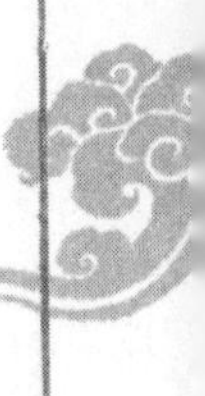
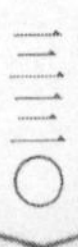

便赤少如心神恍惚加辰砂又名辰砂五苓散

白术二錢 白茯苓去皮二錢 猪苓去皮一錢五分 澤瀉去毛一錢五分 肉桂一錢

右㕮咀作一貼水一鍾半煎八分溫服或作散用亦可

桂苓甘露飲 治伏暑引飲過度肚腹膨脹霍亂

白茯苓去皮 白术土炒 猪苓去皮 滑石研各二兩 寒水石

研甘草炙　澤瀉各一兩　肉桂去皮五錢

右爲末拌勻每服二錢熱湯冷水任下入蜜少許更妙

益元散　治中暑身熱小便不利此藥性涼除胃脘積熱又淡滲濕故利小便而散濕熱也又名天水散六一散加硃砂艮

滑石白膩者去黃水飛六兩　甘草去皮一兩

右爲末每服二錢新汲水調服

以上清利消暑之劑但孕婦禁用

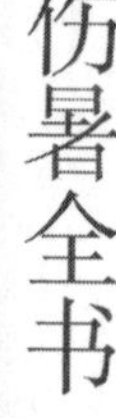

藿香正氣散　治人感四時不正之氣頭痛增寒作熱上喘咳嗽反胃嘔吐惡心瀉泄霍亂臟腑虛鳴山嵐瘴氣

大腹皮黑豆水搓洗毛次　白芷　白茯苓去皮各一兩　白朮土炒　厚朴姜汁炒　桔梗　甘草炙　紫蘇各二兩　藿香　陳皮去白各三兩　半夏湯泡洗七次二兩

右㕮咀每服一兩水二鍾姜三片紅棗一枚煎一鍾溫服

二香散　治暑濕相搏霍亂轉筋煩渴悶亂

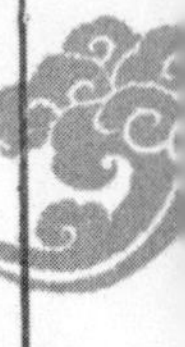

藿香一兩　半夏姜製　陳皮　桔梗　白术土炒　大腹皮黑豆水洗七次　白茯苓　川厚朴姜汁炒　紫蘇　白芷各一兩　甘草二兩五錢　黄連去鬚二兩　香薷一斤　白扁豆炒八兩

右㕮咀，每服一兩，水二鍾，生姜三片，葱白一根，煎一鍾，食後溫服。

九味羌活湯　治發熱惡寒，無汗或自汗，頭痛項强，或傷風見寒脉，傷寒見風脉，並宜服之。此藥不犯三陽禁忌，爲四時發散之通劑也。

温症如神暑亦可解

羌活 防風 蒼术各一錢 甘草 川芎五分

白芷 生地 黄芩 細辛各一錢細辛用五分亦可

右㕮咀作一服水二鍾生姜一片煎至一鍾

温服

人参敗毒散 治傷寒頭痛壯熱惡寒及風痰

咳嗽鼻塞聲重如心經蘊熱口舌乾燥者加

黄芩温暑通用皆臻神妙

柴胡去苗 甘草炙 桔梗 人参去蘆 羌活去苗 芎藭③

茯苓去皮　枳殼去瓤麩炒　前胡去苗　獨活去蘆各等分④

右㕮咀每服三錢水一鍾姜三片薄荷少許

同煎七分去滓温服

以上正氣驅邪之劑但暑不可汗微發解

之敗毒散尤為調和之宗也

又主方香朴飲　治伏熱吐瀉虛煩作亂

人參去蘆八分　茯苓一錢　甘草炙三分　紫蘇葉七分　木瓜七分

澤瀉六分　香薷一錢半　半夏湯泡七次五分　白扁豆炒七分

陳皮七分　厚朴七分　烏梅肉七分

右㕮咀，水二鍾，生姜三片，棗一枚，煎一鍾，食前熱服。

一發一斂，一驅一補，巧力并中，長技也。當與六和湯并善。

枇杷葉散　治中暑伏熱，煩渴引飲，嘔噦惡心，頭目昏眩。

枇杷葉去毛，炙，一兩　香薷七錢五分　白茅根　麥門冬去心　甘草炙　乾木瓜各一兩　丁香　陳皮去白　厚朴去皮，姜汁炙

右為末每服一錢水一鍾姜三片煎服如盐

渴燥去丁香加知母冷水調下

以上辛散之劑

縮脾飲　消暑氣除煩渴止吐瀉霍亂

縮砂仁研四兩　乾葛二兩　白扁豆炒去皮二兩　烏梅肉

草果炒去殼　甘草炙各四兩

右㕮咀每服四錢水二大碗煎七分以水沉

冷服

消導解利之劑

黄連解毒湯　治實火煩亂煩渴畜熱内甚等

症此所謂實火宜瀉

黄連去毛　黄芩　黄栢　梔子各一錢

右咀片水煎服

人参白虎湯　治伏暑發渴嘔吐身熱脉虚自

汗

人参一錢五分　知母二錢　石膏五錢　甘草炙一錢

右㕮咀入粳米一合水二鍾煎一鍾不拘時

熱服如伏暑作寒熱未解宜和五苓散同煎

服伏熱後或冷水沐浴或喫⑤冷物冷氣在脾不散令日⑥晡作寒慄壯熱渾身洒淅宜加佳煎服便解

白虎加蒼朮湯　治中暑無汗脉虛弱腹滿身重口燥面垢譫語發黃

石膏二錢　知母去粗　蒼朮米泔水皮浸　羌活各一錢　甘草五分

右作一劑水二鍾糯米一撮煎至八分不拘時服

竹葉石膏湯　治伏暑内外發熱煩燥大渴

石膏一兩六錢 半夏二錢五分 人參二錢 麥門冬去心五錢

甘草炙二錢五分 淡豆豉二錢 糯米一合⑦

右㕮咀每服五錢水一鍾入青竹葉生姜各五片煎服

三黄石膏湯　治陽毒發斑身黄如塗朱眼珠如火狂叫欲走六脈洪大燥渴欲死鼻乾面赤齒黄

黄連　黄檗　黄芩各一錢　石膏一兩五錢　山梔子三十個　香豉二合⑧

右水二鍾薑三片棗二枚槌法入細茶一撮煎之熱服

桂苓甘露飲合敗毒散消暑更捷

以上諸方皆大寒味鎮墜消毒之劑驅暑之將軍也中用人參者攝氣保中防驟損耳此等藥必重病而後用輕則惟前十方内酌用爲妙

百合湯　病已愈而觸犯者用之最效

柴胡去蘆錢　人參去蘆五分　黄芩錢　甘草五分　知母去粗

八分百合一錢二分陳皮去白一錢生地黄七分渴加天花粉胃中煩熱加山梔有微頭疼加羌活川芎嘔吐入姜汁炒半夏胃中飽悶加枳殼桔梗食復者加枳實黄連甚重大便實者加大黄胃中虛煩加竹茹竹葉瘥後乾嘔錯語失神呻吟睡不安者加黄連犀角咳嗽者加杏仁心中驚惕爲血少加當歸茯神遠志虛汗加黄芪脾倦加白术腹痛加煨生姜勞復時熱不除加葶藶烏梅生姜汁

一右㕮咀水二鍾姜三片搥法醋煮鱉甲煎之

温服

丸散方類

加味胃苓丸

蒼术五兩　陳皮三兩　厚朴二兩　甘草炙二兩　白术四兩　茯苓二兩　肉桂二兩　猪苓二兩　澤瀉二兩　去粗人參一兩　去蘆黄連去毛姜炒二兩　白芍炒二兩

右爲末蜜丸清米湯下每服五六十丸

黄龍丸　治伏暑發熱煩渇嘔吐惡心

黄連去毛極淨者二斤

右以好醋五斤煮乾爲末麪糊丸梧子大熱湯下每服二十丸

消暑丸　治伏暑引飲脾胃不和

半夏一斤　生甘草　茯苓去皮各半斤

右爲末姜汁煮糊爲丸如梧桐子大每服五十丸熱湯下此藥味平備一班耳

玉露散　治暑渴

寒水石　滑石去黄垢土　石膏火煅　括蔞根各二兩　甘

草一兩

右爲細末每服五錢新水調下

御暑散　治胃暑伏熱頭目眩暈嘔吐泄痢煩

渴背寒面垢

赤茯苓　生甘草各四兩　寒食麪　生薑各一斤

右爲末每服二錢白湯調下

備用方類

大順散　治胃暑伏熱引飲過多脾胃受濕水

穀不分霍亂嘔吐臟腑不調

甘草三斤 乾姜 杏仁去皮尖炒 肉桂去皮各六两四钱

右先將甘草用白砂蜜炒及八分黄熟次入乾姜同炒却入杏仁候杏仁不作聲爲度用篩篩淨後入肉桂一處搗羅爲末每服三錢水一鍾煎五七分温服如煩燥井花水調下不拘時候以沸湯點服亦可

此劫劑也從治火攻用暑厥等劇症則效效後仍用辛涼劑調理切不可常用也

龍鬚散 一名甘草散 治中暑迷悶不省人

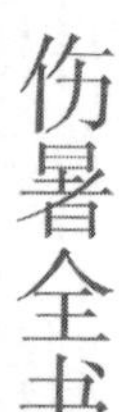

事及泄瀉霍亂煩渴一服即愈力能解暑毒
白礬生一五棓子生三錢烏梅捶去仁二兩甘草一炙
兩五錢一⑩ 粺麵一兩一方用薄荷
方生用 明日麵丸佳
右爲末入⑪ 白麵拌勻每服二錢新水調下
一方加柯⑫子肉滴水爲丸如彈子大細嚼水
下　冬龍涎丸
此爲猝劫劑輕症不可用
加味桂苓甘露飲
即桂苓甘露飲外加人參香薷甘草煎服治

法同前

補中益氣湯　治暑傷元氣脉弱身虛者用之

黄芪炙一錢五分　人參去蘆　甘草炙五分　當歸十分　白术上炒八分　柴胡三分　升麻三分　陳皮留白一錢　渴加葛根五分

嗽加麥門冬一錢　五味子十五粒

一方有白芍藥五分秋冬不用　黄栢三分　以滋腎水瀉

伏火加紅花三分　入心養血

右作一服水煎午前稍熱服

溫補但助火反昏沉須加連膏方効

調中湯

大黄去皮七錢　葛根　黄芩　藁本　白术　芍藥　桔梗　茯苓去皮　甘草炙各五錢

右㕮咀每服五錢水盞半煎八分移時再服得利即止

此下藥也須有生冷麪食積聚者方可用

治傷暑霍亂　轉脛危急者用　吳茱萸三錢同黄連炒至烟起方取去黄連將茱萸煎湯一大盞溫服立愈

附霍亂痧痢發斑

暑症即發爲熱病吐瀉霍亂積久後發爲痧痢霍亂痧痢三症醫書各有專科治法亦詳故不共載姑以主方取効速者附列于左

乾霍亂吐法

暑氣入腹惡心腹痛上吐下瀉瀉如水注此暑火暴發升降不利清濁不分所瀉者皆五臟之津液宜速止之用五苓散或胃苓湯利小便清火實臟甚者桂苓甘露飲此症間有夾食積者

醫家認爲食傷而用下誤矣亦有謂其穢濁當去者不知津液暴涸元氣頓傷當立止之爲上更有吐瀉無物者爲乾霍亂令人立斃急用炒鹽湯或二陳湯探吐之通則易救

丹溪亦用理中湯吐恐熱不敢藏方

二陳湯　化痰利氣乾霍亂多煎服之探吐代瓜蒂散瓜蒂性峻而損胃此藥利痰而性平

陳皮去白一錢五分　半夏姜汁炒一錢　茯苓去皮一錢二分　甘草三分

右㕮咀水煎服

痢疾方

芍藥湯加減　兼治赤白痢

白芍藥一錢　黄連一錢　枳實一錢　白茯苓一錢　檳榔七分

當歸八分　黄芩一錢　川芎五分　大黄二錢　加滑石二錢

大黄初痢二三日内用一貼動後即去之痢

日久者不可用水一鍾半煎至八分和木香

末三分温服日夜三服方劾

香連丸　方伯王嵩淮傳自　楚府

木香二兩　黄連八兩　茱萸炒　陳皮二兩　梘角子一兩　五倍子（炒）　地

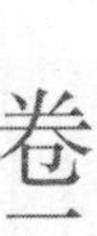

揄一两 枳殼二两麩炒 枳實一两麩炒 檳榔二两 益元散一两

醋糊爲丸每服一錢紅痢米湯下白痢姜湯

滚白水送下亦每月三服或湯一丸二亦可

老弱數服後即當溫補

治痢神驗方　用茅山蒼术爲末煉蜜爲丸如

圓眼大互罐滚水入三丸將布裹紙圈在罐

口上以碗覆蒸俟水溫冷取起丸藥仍將水

燒滚如前入丸再蒸良久二三次其病立止

屢試屢効

瘧疾方

清脾飲加減

青皮　厚朴　白茯苓　柴胡　半夏　黄芩各一錢　白术八分　甘草　草果仁　砂仁各五分　滑石二錢　澤瀉　加麥門冬一錢　烏梅一箇

水一鍾半煎至八分和薑汁二匙温服瘧發過兩箇時辰服一貼到瘧臨來前一箇時辰再服一貼方效二日一發者先於空日早晚服二貼至瘧發日前一箇時辰又服一貼方

効如服前藥後尚未全愈即服後劑

胃苓湯

厚朴姜製炒　蒼术泔水浸炒　陳皮一錢　甘草炙五分　澤瀉八分　茯苓八分　猪苓八分　白术一錢　官桂三分

布水二鍾煎至八分溫服

治瘧不拘久近寒暑老小虛實通用百効神妙

黃芪二錢　陳皮錢　青皮一錢　當歸　柴胡一　前胡各一錢　檳榔七分　肉桂八分　好白术四分半要⑬秤　常山四分

半秤要秤烏梅二個　白芍藥炒黃一錢二分

右方姜棗爲引，水煎二次，將發先一二時服，卽不發矣。氣虛弱加人參四五分；暑甚加香薷一錢；孕婦減檳榔三分。

發斑方

消斑青黛飲　治邪熱傳裏，裏實表虛，血熱不散，熱氣乘於皮膚而爲斑也。

黃連去毛一錢　甘草五分　石膏煅一錢五分　知母五分　柴胡上層五分　人參去蘆五分　犀角鎊一錢　青黛一錢　山梔一錢　生

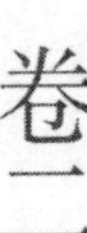

地一錢大便實者去人參加大黃多寡酌之

右㕮咀水二鍾姜一片棗二枚煎之摀法臨

服入苦酒一匙調服

寒溫暑三病有發斑症而暑斑人多忽之

不知其形與寒溫同或大如豆或細如線

痕或如蚤點甚亦有羊毛疔者皆宜前藥

清之

服藥總法

傷寒傷暑溫涼諸症皆邪氣欺正氣也用藥如

對敵藥入則邪漸退藥力盡而邪復熾必一服周時即詳勢胗脉藥對則連進日夜三五服以邪退病安爲止此法惟漢張仲景傷寒隋孫思邈千金方中載此孫云夏月晝五夜三冬月晝三夜五必期病退而後止如禦敵者愈驅逐愈加精鋭期於蕩平而後班師此萬全之勝算也自宋以後不傳故服效寡而活人之功踈愚以此法屡治人極有神效⑭

附經驗方

胃氣疼經驗方

五靈脂一錢炒出青烟為度　石菖蒲一錢炒　砂仁八分　白荳蔻一錢要全整白殼方真　香附子一錢　木香一錢　青皮五分　陳皮八分　蒼术八分　厚朴八分姜汁拌炒　只殼三分　烏藥五分炒　乾良姜一錢　玄胡索一錢　烏梅一箇　史君子五箇　蘇梗三分

水一鍾，姜一片，煎七分，徐徐溫服即愈。忌葷腥油膩煎炒。

治心痛神效方

青皮　枳殼　玄胡索各八分　陳皮　當歸

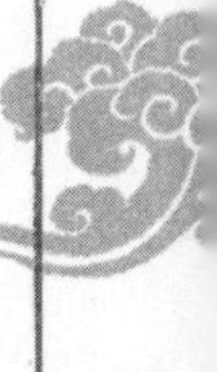

白茯苓　白芍　吴茱萸各七　三稜　蓬术

檳榔　厚朴各六分　甘草三分

用水煎至八分熱以砂仁六分搥碎入罐再

煎半滚取起傾在木香碗中調温服下　木

香一錢預先磨下至重者二帖斷根

治痔瘡經驗方

乾蚯蚓去土炒淨末五兩　蓮鬚炒末一兩　槐角子炒淨末三兩

象牙屑炒末一兩　側栢葉白糕煮淨二兩每兩用醬二錢

淡蜜水為丸梧子大每服七八十丸若加刺

蛔皮一個用酥炙淨爲末入內更好輕則服五兩即愈

痢疾極効方

川黃連二兩炒　白朮四錢半土炒　木香三錢不見火　山查八錢　只殼三錢半麩炒　麥芽粉三錢半　川當歸二兩酒浸炒　肉荳蔻五錢麪裹煨去油　石蓮子四錢五分去殼淨　蒼朮五錢米泔水浸　白芍二兩炒　神麯四錢五分炒

右爲極細末每用一錢白姜湯下紅蜜湯下水爲米湯下服後以火烘手抹臍四十九轉

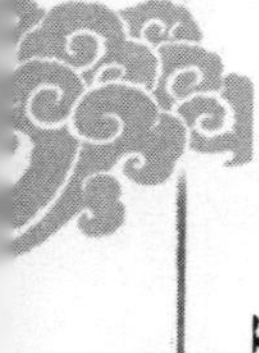

卧一時即忌食忌生冷麪食

治牙痛方

用蜘蛛一絲箇燈上燒存性加胡椒一粒共研爲末吹入鼻中立止左牙患吹右鼻右牙患吹左鼻

作金散 治小兒肥瘡禿瘡聖藥多用效驗 枯礬 鹽煅紅 五棓子⑮燒存性各等分 烏龍尾即釣到鉤塵灰加倍用 輕粉少許 右研末用墨磨調滿燈油塗之二三次痊愈先洗淨瘡痂每搽宜早晨空心忌發物先用羊糞煮湯熱洗透搽上藥亦可

治大麻風末藥屢次經驗方

鬱金五錢　白牽牛六錢半炒熟半生用　硫黃三錢　蛇床子五錢略炒　苦參五錢焙乾　雄黃三錢另為末絕細入各藥內　皂角刺二錢　大黃二錢水溫紙裹火中煨熟　以上合劑除雄硫黃叁錢另為末極細待各藥焙乾成末方入拌勻為服只用五錢清酒一碗溫調天未明朝東跪服打出多虫從大便無虫或腐極臭膿涎亦是過二三日再服以便　又一方兩大拇指節上兩傍用小艾圓灸數次出毒氣

○洗麻風方

跌根　蛇床子　細辛　皂角　地骨皮　二皮　槐皮　苦參　蒼耳子　生薑各二兩　防風　川椒一兩　白芷　重光　前藥分作兩起頭一日將末藥用好酒調五錢天未明朝東跪服本日利泄大便有虫出如無虫必有極

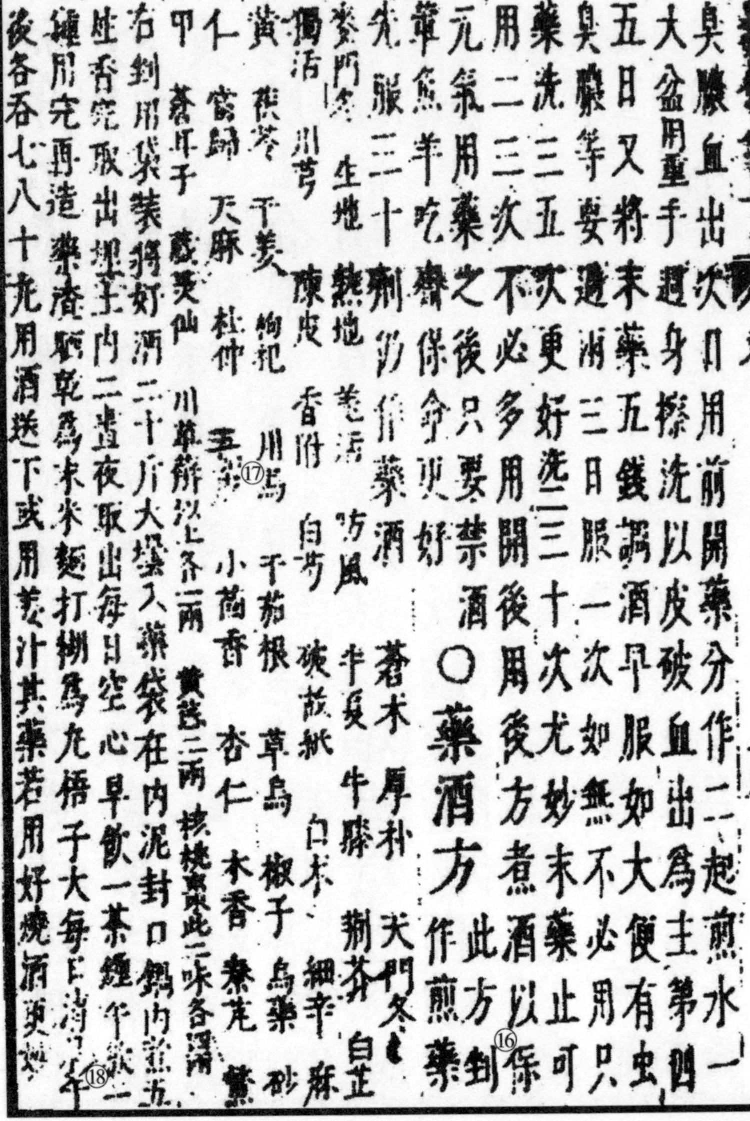
臭膿血出次日用煎開藥分作二起煎水一大盆用重手遍身擦洗以皮破血出為主第四五日又將末藥五錢調酒早服如大便有虫臭膿等要遍洲三日服一次如無不必用只藥洗三五次更好洗二三十次尤妙末藥止可用二三次不必多用開後用後方煮酒以⑯係元氣用藥之後只要禁酒〇此方剉作煎藥葷魚羊吃齋保命更好

〇藥酒方

先服三十劑後作藥酒　蒼术　厚朴　天門冬　麥門冬　生地　熟地　羌活　防風　半夏　牛膝　荆芥　白芷　獨活　川芎　陳皮　香附　白芍　破故紙　白术　細辛　麻黃　茯苓　干姜　枸杞　川烏　干茄根　草烏　椒子　烏藥　砂仁　當歸　天麻　杜仲　五加⑰　小茴香　杏仁　木香　秦艽　鱉甲　蒼耳子　威靈仙　川萆薢以上各二兩　黃蓮二兩　核桃肉取此二味各四兩

右剉用袋裝將好酒二十斤大罈入藥袋在內泥封口鍋內煮五炷香完取出埋土內二晝夜取出每日空心早飲一茶鍾午飲一鍾用完再造藥渣晒乾為末米麵打糊為丸梧子大每日清早午⑱後各吞七八十丸用酒送下或用姜汁其藥若用好燒酒更妙

古今名醫品彙

張機　字仲景東漢南陽人舉孝廉官至長沙太守作傷寒論醫方大備扁鵲倉公無以加焉後世稱爲醫聖

孫思邈　唐京兆華原人幼稱聖童隋文帝召不拜太宗即位召見拜諫議大夫固辭隱太白山學道養氣得度世之術洞曉天文精究醫業著千金方三十卷

朱肱　號無求子宋吳興人深於傷寒著活人

書道君朝請關投進授奉議郎醫學博士其

中論著一二款見節菴内不另載

劉完素　字守真金河間人少聰敏博學忽遇

異人以酒飲之大醉及寤洞達醫術撰運氣

要旨論精要宣明論素問玄機原病式然好

用涼劑以降心火益腎水爲主自號通玄處

士

張元素　字潔古金易州人八歲試童子舉二

十七歲試經義進士犯廟諱下第乃學醫洞

⑲

徹其術其學則李東垣深得之其論不另載

李杲　字明之號東垣元之鎮人也幼好學博經史尤樂醫藥捐千金從張元素盡得其業當時稱爲醫聖東垣十書多其著述

朱震亨⑳　字彦修學者尊之曰丹溪先生元末婺之義烏人也自幼好學日記千言從許文懿公得朱子四傳之學因母病郎慨然曰士苟精一藝以推及物之仁雖不仕於時猶仕也乃棄舉業一於醫致力衰然稱醫大成焉

方廣　字約之號古菴休寧人讀儒之暇留意醫經爲名醫善用丹溪法

王綸　字汝言號節齋㉑浙江慈谿㉒人官至廣東布政因父病精醫著明醫雜著發丹溪所未發世甚尊信之

陶華　字尚文號節菴餘杭名醫幼讀儒書旁通百氏著傷寒瑣言發仲景所未發大行于世正統間被徵引疾歸時論高之

虞摶　字天民號恒德老人正德花溪人著醫

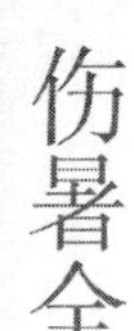

學正傳醫學權輿醫學集成岐黄之宗匠也

李梴　字文清江右南豐人生儒家習詩禮之訓惓惓有志於澤物遂博古今方論著醫學入門雖時業乎而精詳可追花溪

王肯堂　字宇泰號損菴金壇人中萬曆己丑進士授翰林檢討制舉義鑿鑿傳誦海内尤以岐黄顯所著有證治準繩證治類方諸書大行于世懸識燭照精心縷析力追古人焉

按自古以方術名世者多不能徧列姑即其

切於治暑者錄其論并方因錄其姓氏使後之業岐黄者誦其書以攷其世奮然有仰止之思焉安知不與古長桑伯元諸公競駕而馳聲乎

張仲景

傷寒例第三論曰脉盛身寒得之傷寒脉虛身熱得之傷暑

痓濕暍第四論曰太陽中熱者暍是也其人汗出惡寒身熱而渴也

又曰太陽中暍者發熱惡寒身重而疼痛其脉弦細芤遲小便已灑灑然毛聳手足逆冷小有勞身即熱口開前板齒燥若發汗則惡寒甚加溫針則發熱甚數下之則淋甚

按此症一味凉藥清内火辛以散之酸以收之三者爲妙汗下俱不可若加之溫針則速其斃耳

辯太陽病脉第五論曰傷寒一二三日陽明少陽證不見者爲不傳也

又曰太陽病發熱而渴不惡寒者爲温病

按温病無專經隨其所中以脉辯之亦有不

中太陽初不頭痛惡寒諸症而庸醫認爲痧

火内傷禍不旋踵矣此症不傳經止中一二

經慎之慎之

又曰若發汗巳身灼熱者名曰風温風温爲病

脉陰陽俱浮自汗出身重多眠睡息必鼾語言

難出若被下者小便不利直視失溲若被火者

微發黃色劇則如驚癎時瘈瘲若火熏之一逆

㉓

厥引日再逆促命期

按此症皆春温以内有火熱感以風寒故一發劇也眠睡語難皆火内灼非風温外甚也

自汗風傷衞不惡寒外症輕也止宜辛凉藥内解微發表則愈

孫思邈

傷寒例論曰易稱天地變化各正性命然則變化之迹無方性命之功難測故有炎凉寒燠風雨晦冥水旱妖災蟲蝗怪異四時八節種種施

化不同七十二候日月運行各別終其晷度方得成年是謂歲功畢矣天地尚且如然在人安可無事故人生天地之間命有遭際時有否泰吉凶悔吝苦樂安危喜怒愛憎存亡憂畏關心之慮日有千條謀身之道時生萬計乃度一日是故天無一歲不寒暑人無一日不憂喜故有天行瘟疫病者即天地變化之一氣也斯蓋造化必然之理不得無之故聖人雖有補天之極之德而不能廢之雖不能廢之而能以道御之

其次有賢人善於攝生能知撙節與時推移亦得保全天地有斯瘴癘還以天地所生之物以防備之命曰知方則病無所侵矣然此病也俗人謂之横病多不解治皆曰日滿自差以此致枉者天下太半凡始覺不佳即須救療迄至於病愈湯食競進折其毒勢自然而瘥必不可令病氣自在恣意攻人拱手待命斯爲誤矣

按真人此論從天人合基虚發脉義理源頭上起瀾而議論蒼古渾渾灝灝真與南華並

傳雖論寒哉而濕與暑者之秘皆兼之矣敬錄置之座右以爲玄宗之一助醫道特其餘耳

劉河間

中暑之症身熱頭痛背寒面垢自汗煩燥大渴口乾倦怠而身不痛或時惡寒或畏日氣脉虛而弱無問表裏通宜白虎湯幷感冒發熱煩渴五苓散桂枝甘露飲黄連香薷飲或雙解散或裏熱甚腹滿而脉沉可下者大承氣湯下之或三一承氣湯尤妙半表半裏者小柴胡湯涼膈

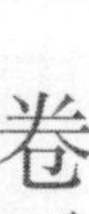

天水散

按劉河間論暑症甚詳獨明於諸家用藥頭頭中款可謂得其解者但暑症不分表裏一味清内得寒涼而解苦酸而收不必用下承氣湯走馬之糞也却之却之

李東垣暑傷胃氣論

刺志論云氣虛身熱得之傷暑熱傷氣故也痿論云有所遠行勞倦逢大熱而渴則陽氣内伐則熱舍於腎腎者水臟也今水不能勝火則枯

骨而髓虚足不任身發爲骨痿故下經曰骨痿者生於大熱也此濕熱成痿令人骨乏無力故治痿獨取陽明時當長夏濕熱大勝蒸蒸而熾人感之多四肢困倦精神短少懶㉕於動作胸氣促肢節沉痛或氣高而喘身熱而煩心下膨痞小便黄而少大便溏而頻或痢出黄糜或如泔色或渴或不渴不思飲食自汗體重或汗少者血先病而氣不病也自時當長夏至此已採入正款不敢擺刪㉖故重出其脉中得洪緩若濕氣

相搏必加以濕之病雖互換少差其天暑濕令則一也宜以清燥之劑治之名曰清暑益氣湯主之

清暑益氣湯

黄芪（汗少者減五分）　蒼术（泔浸去皮各一錢五分）　升麻（一錢）　人參（去蘆）　白术　橘皮　神麴（炒）　澤瀉（各五分）　甘草　黄蘗（酒浸）㉗　當歸身　麥門冬（去心）　青皮（去白）　葛根（各三分）　五味子（九粒）

内經云陽氣者衛外而爲固也炅㉘則氣泄今暑

邪干衛故身熱自汗以黄芪人參甘草補中益氣爲君甘草橘皮當歸身甘辛微温養胃氣和血脉爲臣蒼术白术澤瀉滲利除濕升麻葛根苦甘平善解肌熱又以風勝濕也濕勝則濕不消而作痞滿故炒麯甘辛青皮辛温消食快氣腎惡燥急食辛以潤之以黄蘗苦辛寒借甘味瀉熱補水虚者滋其化原以五味子麥門冬酸甘微寒救天暑之傷庚金爲佐也

右㕮咀作一服水二盞煎至一盞去柤稍熱㉙

食遠服

按東垣意覺精密立方中和清暑益氣湯一劑近世多禀之然氣血虛弱之人用之最宜如遇強壯者不能取效且助濕火不可不斟酌也

朱丹溪

中暑論曰暑乃夏月炎暑也盛熱之氣著人也有冒有傷有中三者有輕重之分虛實之辯或腹痛水瀉者胃與大腸受之惡心者胃口有痰

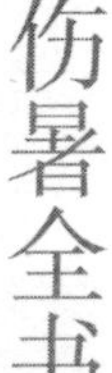

飲也此二者冒暑也可用黃連香薷飲清暑益氣湯盖黃連退暑熱香薷消畜水或身熱頭疼燥亂不寧者或身如針刺者此爲熱傷在肉分也當以解毒湯白虎湯加柴胡如氣虛者加人參此爲傷暑或咳嗽發寒熱盜汗出不止脈數者熱在肺經用清肺湯柴胡湯天水散之類急治則可遲則不救盛火爍金也此爲中暑凡治病須要明白辯別愼勿混同施治春秋間亦或有之切莫執一隨病處方爲妙

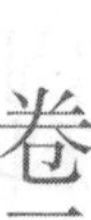

按暑病原有輕重分傷冒中三款是巳但凡感暑而病者皆從冒火而得總謂之傷暑其感火多而勢重者乃爲中暑以内外諸雜症分屬五臟猶爲近理至以五臟分屬冒傷中三者則誤矣其内外諸雜症卽有重輕均從臟腑而發者以分屬之三症豈不泥且左矣名家亦有此誤又何以破後人之迷也

辯動得靜得

丹溪曰若暑之時無病之人或避暑熱納涼於

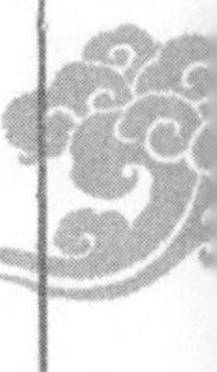

深堂大厦凉臺冷館大扇風車得之者是靜而得之陰症也其病必頭痛惡寒身形拘急肢節疼痛而心煩肌膚大熱無汗此爲陰寒所遏使周身陽氣不得伸越宜用辛温之劑以解表散寒用厚朴紫蘇乾葛藿香羌活蒼术之類若外既受寒内復傷冰水生冷瓜菓之類前藥再加乾姜縮砂神麯之類此皆非治暑也治因暑而致之病也

按靜得動得分中暑傷暑此論出自張潔古

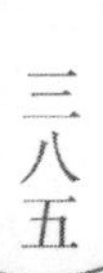

後皆因之夫盛暑之時炎火若炙無之非是故古人開避暑而未聞避寒深堂廣厦正以避暑安得又而中之且房室陰涼正可護衛陽氣又安得而過傷之乎即膏粱深處必不能無有暑應接其傷暑者亦於動中得之耳老子曰人能常清靜天地盡皆歸一靜即可袪暑從何而中也至於氷水瓜果等寒物多食自傷脾胃亦生雜症謂瀉痢諸症内有此物積聚則可謂專以此致暑病則不可若執

一口得寒物身犯寒氣同冬時寒病治之則謬以千里矣

方古菴附

論曰寒則傷形熱則傷氣何以言之人與天地同一橐籥㉚夏月天之氣浮於地表則人之氣浮於肌表況彼盛暑所傷膚腠疎豁氣液爲汗發泄於外是表裏之氣俱虛矣不善攝生者暑熱傷於外生冷㉛戕於中若之何而能運化也是以水穀停積而爲濕熱發爲嘔吐爲泄瀉甚則吐

瀉俱作而揮霍悶亂也若不即病濕熱怫鬱於肉他日爲瘧爲痢之所由矣今大順散非治暑熱之藥乃治暑月飲涼過多爲病之劑也歟

按此論精當但大順散不可輕用

王節齋附

論曰夏至日後病熱爲暑暑者相火行令也夏月人感之自口齒而入傷心包絡之經其脉虚或浮大而散或弦細芤遲蓋熱傷氣則氣消而脉虚弱其爲症汗煩則喘渴靜則多言身熱而

煩心痛大渴引飲頭疼自汗倦怠少氣或下血發黄生斑甚者火熱制金不能平木搐搦不省人事治暑之法清心利小便最好暑傷氣宜補真氣爲要又有惡寒或四肢逆冷甚者迷悶不省而爲霍亂吐利痰滯嘔逆腹痛瀉痢此則非暑傷人乃因暑而自致之病也以其因暑而得故亦謂之暑病然治法不同也

按節齋此論氣脉症方俱備種種精妙暑月可録一通於座右

古菴節齋以世代不宜列此因原係丹溪附
餘姑附之
陶節菴
辯張仲景傷寒論曰傷寒者乃冬時感寒即病
之名桂枝麻黄二湯爲當時之傷寒設與過時
之温暑者有何預焉夫受病之原則同亦可均
謂之傷寒所發之時既異治之則不可混也請
略陳之夫春温夏熱秋涼冬寒者四時之正氣
也以成生長收藏之用風亦因四時之氣而成

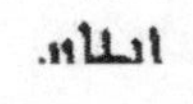

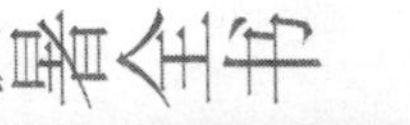

温涼寒熱也若氣候嚴寒風亦凜冽天道和煦風亦温暖冬時坎水用事天令閉藏水氷地凍風與寒相因而成殺厲之氣人觸冒之腠理鬱塞乃有惡風惡寒之症其餘時月則無此症也仲景固知傷寒乃冬時殺厲之氣所成非比他病可緩故其爲言特詳於此書而略於雜病倘能因名以求其實則思過半矣不幸此書傳世久遠遺帙類亾㉜晋太醫令王叔和得散亡之餘詮次流傳其亾㉝博矣惜乎以已論混經未免穿

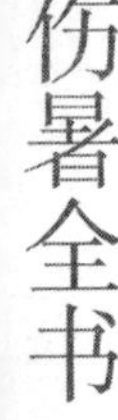

義，閒會陳無已氏因之順文註釋，並無缺疑正誤之言，以致將冬時傷寒之方通解温者，遺禍至今而未已也。温暑必别有方，今皆失而無徵也，我朝宋景濂學士嘗嘆《傷寒論》非全書，得其旨哉。

蓋傷寒之初中人，必先入表，表者何？即足太陽寒水之經。此經行身之後，自頭貫脊，乃有頭疼脊強惡寒之症。在他經則無此症矣。况此經乃一身之綱維，爲諸陽之主氣，猶四通八達之衢

治之一差其變有不可勝言者矣故宜此二湯發散表中寒邪經曰辛甘發散爲陽者是也若以此湯通治春温夏熱之病則誤之甚矣

按麻黄桂枝湯原爲冬月傷寒正藥温暑二病不可混施節菴力破從來之迷至於辯仲景書中多遺帙缺誤歸罪於王叔和之詮次陳無已之註釋可謂發前人所未發但仲景醫書專明傷寒故詳於寒病略於温暑原不爲温暑設也

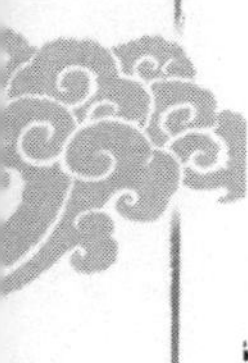

治傷寒用藥大略

論曰四時皆有傷寒治之不可一槩論也冬時氣寒腠理微密非辛甘溫不通故以桂枝等湯以治之然風與寒常相因寒傷榮惡寒頭疼脉浮緊而無汗則用麻黄湯開發腠理以散邪得汗即愈風則傷衛頭痛惡風脉浮緩而自汗則用桂枝湯充塞腠理以散邪汗止即愈經云辛甘發散為陽者是也若夫榮衛俱傷又非此二湯所能治也須大青龍湯然此湯太峻又非庸

俗所可擬也予亦嘗代之者蓋冬時爲正傷寒天氣嚴凝風寒猛烈觸冒之者必宜用辛温散之其非冬時亦有惡寒頭痛之症皆宜辛凉之劑通表裏和之則愈矣若以冬時所用桂枝辛温之藥通治之則殺人多矣曰辛凉者何羌活冲和湯是也兼能代大青龍爲至穩嗚呼一方可代三方危險之藥

按辯寒温暑藥甚明冲和一湯尤爲温凉二症穿楊之劑百發百中者也

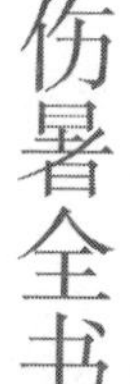

傷寒變温熱病

論曰活人書發於温病曰陽熱未盛爲寒所制豈有伏寒既已變而爲温尚可言寒能制其陽熱邪又於熱病曰陽熱已盛寒不能制亦不當復言其爲寒也蓋是春夏陽熱已變其伏寒即非有寒能制其陽熱耳外有寒邪能折陽氣者乃是時行寒疫仲景所謂春分已後秋分節前天有暴寒爲時行寒疫是也三月四月其時陽氣尚弱爲寒所折病熱則輕五月六月陽氣已

盛爲寒所折病熱則重七月八月陽氣已衰爲寒所折病熱亦微是知時行寒疾與温熱二病所論陽氣盛衰時月則同至於論暴寒之寒與伏寒已變之寒自是相違名不正則言不順矣仲景又云其病與温及暑病相似但治有殊耳要在辯其病源寒熱温三者之殊則用藥之冷熱判然矣

按南陽發變字大有苦心至於伏寒之誤南翁亦㉞然知其然而不求明攻其非恐起訟
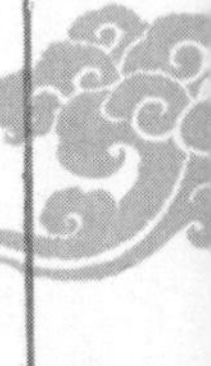

聞者議耳乃亦爲非時寒疾以破其惑始自

東垣設寒疫一款皆可羽翼内經啓蒙萬世

也

溫病辯

經曰溫病之脉行在諸經不知何經之動隨其

經之所在而取之

如太陽症頭疼惡寒汗下後過經不愈診得尺

寸俱浮者太陽病溫也

過時而發不在表也已經汗下亦不在表也經

曰不惡寒而反渴者溫病也明其熱自內達外無表症明矣

按傷寒傳經由腑入臟由陽入陰溫病不傳經止中一二經或乘某經或乘某經火或乘某經虛被春時寒氣所中自內發外而作寒熱等症或中腑則腑病或中臟則臟病不論日期始終惟此一二經內經言惟經所動隨經而取自是明明斷案節菴分經反是𠔥以過太陽經不傳別經定爲溫病此辯別寒溫之口訣所

嘗佩服者

辯惡寒

論曰惡寒否乎曰傷寒自冬月風寒而成外則有惡寒惡風之症既名爲溫則無此症矣曰然則子之言何所據乎曰據乎經耳經曰太陽病發熱不惡寒而渴者溫病也不惡寒則病非因外來渴則明其自内達表

按冬月傷寒由於外感而惡寒是矣曰溫症不惡寒非也蓋溫症緣陽氣發暢爲春時風

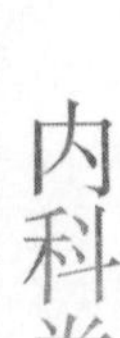
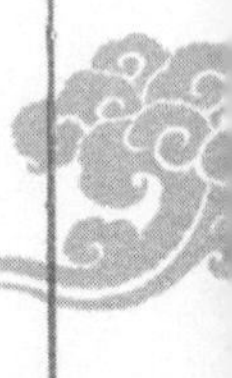

寒所迫雖係內熱亦由外感故亦有惡寒等症豈獨温即暑病亦有此症蓋暑屬外火傷于臟腑内外炎炎故熱極戰慄而成惡寒醫不知遂爲傷寒不可不詳辯也

辯温暑涼寒諸症

論曰傷暑與傷寒俱有熱若誤作傷寒治之則不可蓋寒傷形熱傷氣傷寒則外惡寒而脉浮緊傷暑則不惡寒而脉虛此爲異耳經云脉盛身寒得之傷寒脉虛身熱得之傷暑治宜小柴

胡湯渴加石膏知母或人參白虎湯天久淫雨濕令大行蒼朮白虎湯若元氣素弱而傷之重者清暑益氣湯治之

夫傷寒二字蓋冬時天氣嚴寒以水冰地凍而成殺厲之氣人觸犯之即時病者爲傷寒乃有惡寒頭疼發熱之症故用麻黄桂枝發散表中寒邪自然熱退身涼有何變症如或頭疼惡寒表症皆除而反見譫語怕熱燥渴大便閉者以法下之大便通而熱愈有何怪症其餘春夏秋

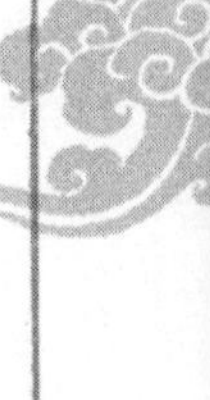

三時雖有惡寒身熱頭疼亦微即爲感冒非時暴寒之輕非比冬時氣正傷寒爲重也如冬感寒不即病伏藏於肌膚至春夏秋時其伏寒各隨時氣改變爲溫爲熱者因溫暑將發又受暴寒故春變爲溫病既變之後不得復言其爲寒矣所以仲景有云發熱不惡寒而渴者其理可見溫病也暑病亦然比之溫病尤加熱不惡寒則病非外來渴則明其熱自內達表無表症明矣治溫暑大抵不宜發汗過時而發不在表也

其伏寒至夏又感月寒變爲暑病暑病者即熱病也取夏火當權而言暑字緣其温熱二症從冬時伏寒所化總曰傷寒所發之時既異治之不可混也若言四時俱是正傷寒者非也此三者皆用辛凉之劑以解之若將冬時正傷寒之藥通治之定殺人矣辛凉羌活冲和湯是也兼能代大青龍湯治傷寒見風傷風見寒爲至穩一方可代三方危嶮之藥如坦夷其神乎哉世俗皆所不知也若表解其裏症具者亦以法下

之無惑又傷寒下後過經不愈者亦溫病也已經汗下亦不在表也隨病制宜凡有辛苦勞役之人有患頭疼惡寒身熱加之骨腿酸疼微渴自汗雖浮大而無力此爲勞力感寒當用補中益氣辛溫之劑爲良經云溫能除大熱正此謂也若常和解者即以小柴胡加減和之下症見者即以本方加大黄微利之切勿過用猛烈其害非細若初病無身熱無頭疼便就怕寒厥冷腹痛嘔吐泄瀉脉來沉遲無力此爲直中寒症

宜溫之而不宜汗下也疫癘者皆時行不正之氣老幼傳染相同者是也緣人不近穢氣免傷其八氣若近穢氣有傷真氣故病相傳染正如墻壁㉟固賊人不敢入正氣盛邪氣不敢侵正氣既虛邪得乘機而入與前溫暑治又不同表症見者人參敗毒散半表半裏症者小柴胡裏症具者大柴胡下之無以脉形以平爲期與其癃痢等症亦時疫也照常法例治之

按此辯傷寒傷暑者最爲喫緊廣度慈航一披

卷而了然者當熟讀精思方得其解斟酌用之方得其妙

辯風温〔五〕

論曰風温尺寸俱浮素傷於風因而傷熱風與熱搏即爲風温其外症四肢不收身熱自汗頭疼喘息發渴昏睡或體重不仁慎勿發汗汗之則譫語煩燥目無精彩病在少陰厥陰二經葳蕤湯人參敗毒散小柴胡湯選用㊱

按温病外症四肢不收等惡症乃温病之極

甚者輕則爲溫重則爲風溫乃病名也朱南陽曾道及之若謂素傷於風因而傷熱風與熱搏即爲風溫者非確論也謂不可發汗乃詞溫之訣

虞花溪見醫學正傳

内經曰因於暑汗煩則喘喝靜則多言潔古又曰靜而得之爲中暑動而得之爲中熱中暑者陰症中熱者陽症仲景傷寒論中一症曰中暍即中暑也虚而微弱煩渴引飲體熱自汗此蓋

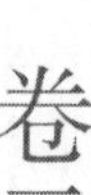

得勞役體虚而暑邪干衛之候是宜東垣清暑益氣湯等劑治之而愈一症曰熱病即中熱也脉洪而緊盛頭疼身熱口燥心煩此盖得之於冬感寒邪鬱積至夏而發乃挾暑而成大熱之候是宜黄連白虎解毒等湯清涼之劑調之而愈曰中暑者陰症内傷之爲病也曰中熱者恐亦外感之爲病也曰陰曰陽豈不於斯而明辯之乎學者宜再思之

按暑熱一氣也感暑而病熱原不可分爲二

氣中與傷有輕重之別丹溪有胃中傷三名細思總爲傷暑其極重者則稱中耳胃不必言也已有專辯傷寒症分有陰陽暑症屬火多發揚激烈之狀總謂之陽似無所爲陰者惟其感深日久驟發而沉昏不省人事閉目息微此類似陰其實火極氣結痰盛氣閉臟腑不通咽喉嗌塞使然乃陽勝非陰也陰症陽症尚不可分况以暑與熱分之益不逹矣

李文清 見醫學入門

暑病身熱自汗口渴面垢而已餘症皆後傳變或兼内傷必先問其人素虛胃弱或大病大勞後縱暑中傷者宜清暑益氣素强盛壯實無虛損病者宜祛暑和中

自襲暑氣而言曰中暑自被日逼而言曰中暍然暑初入自口鼻牙頰達于心主胞絡以火從火故古法治暑取冷水灌溉勿嚥

即暑暍症但以手足搐搦爲風手足逆冷爲厥厥與傷寒熱厥義同黄連香薷散暑風乃勞役

内動五臟之火與外火交熾則金衰木旺生風香薷散加羌活或六和湯合消風散素有痰飲因暑觸動痰熱生風者六和湯合星香散

救痰塞法

暑毒痰火塗塞胸中量體虚實吐之火鬱發之之義也如痰喘氣急痞塞入藥不得者急煎六和湯調麝二釐服

救絞腸沙乾霍亂用

絞腸沙腹痛不可忍或連心痛展轉在地手足

亦冷乃腸絞縮在腹須臾能死用熱湯調鹽一兩灌入即安或再用陳艾陳樟木陳壁土各等分水煎連進三四服

救途中熱倒法

若道途卒倒湯藥不便恐氣脫難治急扶陰凉處不可臥濕冷地掬道上熱土放臍上撥開作竅令人尿與其中待求生薑或蒜嚼以熱湯或童便送下外用布蘸

按入門一書雖係時出中間亦頗詳細故錄

共數條以備覽暑暍一氣也若中暑中暍之分則強矣

王宇泰見證治準繩

論曰此事難知傷暑有二動而傷暑心火大盛肺氣全虧故身脈洪大動而火勝者熱傷氣也辛苦人多得之白虎加人參湯靜而傷暑火勝金位肺氣出表故惡寒脈沉疾靜而濕勝者身重也安樂之人多受之白虎加蒼朮湯傷暑必自汗背寒面垢或口熱煩悶或頭疼發熱亦有

痛者更有痛甚身如骨碎者神思倦怠殊甚㊲傷氣而不傷形故也但身體不痛與感風寒㊳宜香薷飲六和湯嘔而渴者浸冷香薷飲或㊴苓散兼吞消暑丸嘔不止者枇杷葉散去茅㊵吞來復丹嘔而痰却暑散吞消暑丸或小半夏茯苓湯或消暑飲　又有不瀉而腹乾痛者六和湯煎熟調蘇合香丸　暑先入心者心屬南方離火各從其類小腸爲心之府利心經暑毒使由小腸中出五苓散利小便治暑上劑也

暑月身癢如鍼刺間有赤腫處亦名暑風末子六和湯和消風散酒調服暑風而加以吐瀉交作者六和和氣㊶藿香正氣散各半貼加全蝎三個有暑毒客於上焦胸膈痞塞湯藥至口即出不能過關或上氣喘急六和湯浸冷調入麝香少許

暑氣久而不解遂成伏暑內外俱熱煩燥自汗大渴喜冷宜香薷飲加黃連一錢繼進白虎湯若服藥不愈者毒深入結熱在裏譫語煩渴不欲近衣大便秘結小便赤澀當用調胃承

氣湯或三黃石膏湯

承氣湯必不可輕用

又加減清暑益氣湯

復立變症加減法於後　如心火乘脾乃血受火邪而不升發陽氣伏於地中地者人之脾也必用當歸和血少用黃栢以益真陰如脾胃不足之症須少用升麻乃足陽明太陽引經之藥也使行陽道自脾胃中左遷少陽行春令生萬物之根蒂也更少加柴胡使諸經右遷生發陰

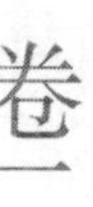

陽之氣以滋春之和氣也如脾虛緣心火亢盛而乘其土也其次肺氣受邪爲熱所傷必須黄芪最多甘草次之人參又次之三者皆甘温之陽藥也脾始虛肺氣先絶故用黄芪之甘温以益皮毛之氣而閉腠理不令自汗而損元氣也上喘氣短懶言語須用人參以補之心火乘脾須用炙甘草以瀉火熱而補脾胃中元氣甘草最少恐滋滿也若脾胃之急痛并脾胃大虛腹中急縮腹皮急縮者却宜多用經曰急者緩之

若從權必加升麻以引之恐左遷之邪堅盛卒不肯退反致項上及臀尻肉添而行陰道故引之以行陽道使清氣出地右遷而上行以和陰陽之氣也若中滿者去甘草咳甚者去人參口乾嗌㊷乾者加乾葛如脾胃既虛不能升浮爲陰火傷其生發之氣榮血大虧榮氣伏於地中陰火熾盛日漸煎熬血氣虧少且心包與絡心主血血減則心無所養致使心亂而煩病名曰悗㊸悗者心惑而煩悶不安也是由清氣不升濁氣

不降清濁相干亂於胸中使周身血氣逆行而亂經云從下上者引而去之故當加辛溫甘溫之劑生陽陽生而陰長也故曰甘溫何能生血又非血藥也曰仲景之法血虛以人參補之陽旺則能生陰血也更加當歸和血又宜少加黃柏以救腎水蓋甘寒瀉熱火火減則心氣得平而安也如煩亂猶不能止少加黃連以去之蓋將補腎水使腎水旺而心火自降扶持地中陽氣也如氣浮心亂則以硃砂安神丸鎮固之得

煩減勿再服以防瀉陽氣之反陷也如心下痞亦少加黄連氣亂於胸爲清濁相干故以陳皮理之能助陽氣之升而散滯氣又助諸甘辛爲用故長夏濕土客邪火旺可從權加蒼术白术澤瀉上下分消其濕熱之氣濕氣太盛主食不消化故食減不知穀味加炒麯以消之便加五味子麥門冬人參瀉火益肺氣助秋損也此三伏中長夏正旺之時藥也

按此證治準繩中論暑症者至精至密立中

舍和王道之宗匠不能具載謹摘其要者錄

於左至加减清暑益氣湯㊹九東垣之知巳

名醫類案

羅謙甫治蒙古百戶因食酒肉飲潼㊺乳得霍亂

吐瀉症從朝至午精神昏憒巳困急來告羅

視之脉皆浮數按之無力所傷之物巳出矣

即以新汲水半碗調桂苓白术散徐徐服之

稍得安靜又於墻陰掘地約二寸貯以新水

在內攪動待一時澄定用清者一杯再調服

之漸漸氣調吐瀉遂止至夜安臥翌日微煩渴遂煎錢氏白术散時時服良愈或曰用地漿者何也坤屬地地屬陰土平日靜順感至陰之氣又於牆陰貯新汲水以投重陰之氣也陰中之陰能瀉陽中之陽霍亂因暑熱内傷所得故用地漿之意也

提舉父年近八十六月中暑毒霍亂吐瀉昏冒終日不省人事時夜參半請羅視之脈七八至洪大有力頭熱如火足冷如氷半身不遂

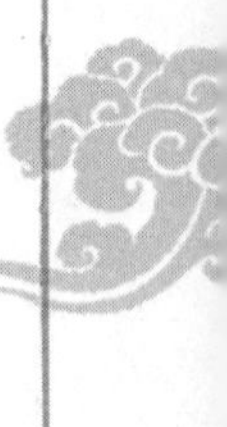

牙關緊急蓋年高氣弱當暑者氣極盛陽明得令之際況陰得而動之中者明矣非甘辛大寒之劑不能瀉其暑熱墜浮溜之火安神明也遂以甘露散甘辛大寒瀉熱補氣加茯苓以分陰陽約一兩水調灌之漸漸省事諸證悉去慎言語節飲食三日以參术補中湯以意增減旋服理正氣愈十日平復

滑伯仁治一人病自汗如雨至赤身熱口燥心煩盛暑中宜帷幕周密自以自虚亡陽復术

附數劑脉虛而洪數舌上胎黃伯仁曰前藥誤矣熱病熱治醫者死之素問云必先歲氣㊼毋伐天和术附豈可輕用以犯時令又云脉虛身熱得之傷暑暑家本多汗加剛劑脉洪數而汗甚乃令撤幔開窗少頃漸覺清爽以黃連人參白虎湯三進而汗止大半諸症亦減兼以旣濟湯渴用氷水調天水散二日而愈

孫兆治一人自汗兩足冷至膝下腹滿不省事

發胗六脉不弱而急問其所服藥取視皆陰病藥也孫曰此非受病重藥能重病耳遂用五苓散白虎湯十餘貼病少㊽甦再服全愈或問治法孫曰病人傷暑也始則陽微厥而脉小無力醫謂陰病遂誤藥其病厥用五苓散利小便則腹消白虎湯解利邪熱則病愈凡陰脛冷則臂亦冷汝今脛冷臂不冷則下厥上行是如陽之微厥也此症乃先傷濕後傷暑爲濕之症也

丹溪治一人夏大發熱譫語肢體莫舉喜冷飲脉洪大而數以黄芪茯苓濃煎如膏用凉水調服三四次後昏卧如死氣息如常次日方醒而愈

一人夏發大熱大汗惡寒戰慄不自禁持且煩渴此暑病也脉虚微細弱而數其人好賭致勞而虚以人參竹葉作湯調辰砂四苓散數劑而安

項彦章治一人病甚醫皆以爲瘵盡愕束手項 ㊾

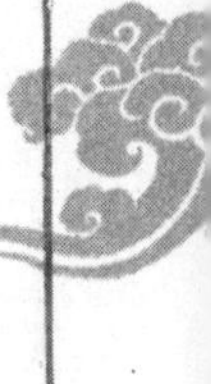

胗之脉細數而且實細數者暑也暑傷氣宜虛今不虛而反實乃熱傷血藥爲之也家問死期曰何得死爲作白虎湯飲即瘥

吳茭山治一婦人冬月偶感患灑灑惡寒翕翕發熱惡食乾嘔大便欲去不去諸醫皆以虛弱痰飲治之以二陳補心等藥服不效延及半月吳胗其脉虛而無力類乎傷暑衆不然之究問其病因其婦曰因天寒換着綿衣取綿套一床蓋之須臾⑳煩渴寒熱嘔吐綿延至

今年吳曰誠甚傷暑並[51]御者輿之盛暑夾[52]熱救入㝢[53]中必有暑氣尚未開[54]泄令人昏慮得之易入故病如是其婦口[55]禁遂製香薷飲連進二服而愈

逢年歲熱甚凡道路城市昏作而死者此皆虛人勞人或饑飽失節或素有病一爲暑氣所中不得泄即關竅皆窒非暑氣使然氣閉塞而死也古方治暑無他但用辛甘發散疏導心氣與水流行則無害矣崇寧乙酉吳爲書

句時一馬夫馳馬出爲下忽仆地絶急以五苓大順白虎湯人參五錢服下嘔噦即止躭臐五鼓方醒索粥連進二三服乃減參稍輕調理數劑而愈

傷暑全書卷之二終

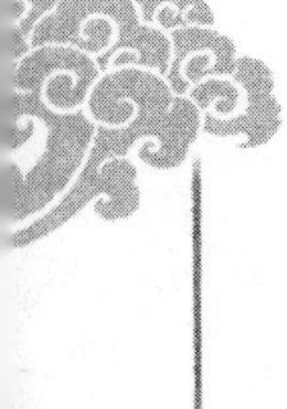
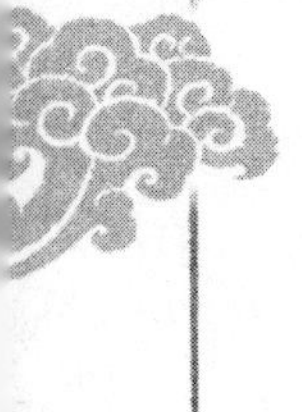

校注

①澁：『涩』的异体字。
②□：此处底本模糊，《医学研悦》作『半』。
③芎藭：即川芎。
④穰（ráng）：同『瓤』。
⑤喫（chī）：『吃』的异体字。
⑥□：此处底本模糊，《医学研悦》作『晡』。
⑦合（gě）：古代计量单位，十合为一升。
⑧□：此处底本模糊，《珍本医书集成》作『箇』，可从。『箇』，『个』的异体字。
⑨□：此处底本模糊，《医学研悦》作『净』。
⑩□：此处底本缺失，据文义当作『飞』字。《本草纲目·谷部》：『医方中往往用飞罗面，取其无石末而性平易尔。陈麦面，水煮食之，无毒。以糟发胀者，能发病发疮，惟作蒸饼和药，取其易消也。』飞罗面指磨面粉时飞落下来混有尘土的面粉。
⑪□□：此处底本缺失，据文义当作『飞罗』二字。
⑫□：此处底本模糊，《医学研悦》作『子』。
⑬秤：同『称』。
⑭疎：『疏』的异体字。

⑮五棓子：即五倍子。
⑯剉：「锉」的异体字。
⑰□□□：此处底本模糊，《医学研悦》作「五加皮」，可从。
⑱□□□：此处底本模糊，《医学研悦》作「清晨午」，可从。
⑲寤：同「悟」。
⑳婺（wù）：指婺州，元末义乌为婺州所辖。
㉑□□：此处底本模糊，《珍本医书集成》作「节斋」。
㉒谿：「溪」的异体字。
㉓瘈瘲（chì zòng）：亦称「瘛疭」，俗称「抽风」，中医指手脚痉挛的病。
㉔撙（zǔn）節：出自《礼记·曲礼上》：「是以君子恭敬、撙节、退让以明礼。」意为节制。
㉕嬾：「懒」的异体字。
㉖刖（yuè）：古代一种把脚砍掉的酷刑。
㉗黄蘗（bò）：即黄柏。「蘗」同「檗」。
㉘炅（jiǒng）：热。
㉙柤：渣滓。
㉚橐籥（tuó yuè）：古代的一种鼓风吹火之器。
㉛戕（qiāng）：同「戕」，伤害。
㉜□：此处底本模糊，《医学研悦》作「多」。
㉝□：此处底本模糊，《医学研悦》作「功」。

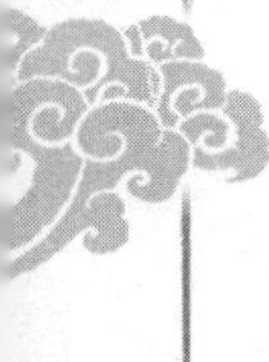
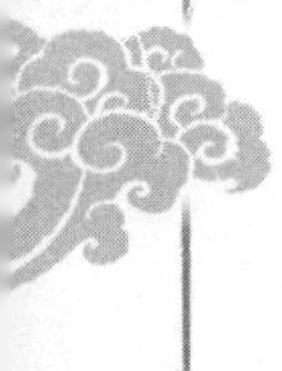
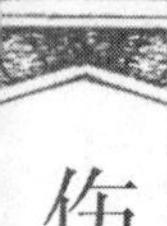

㉞□：此处底本模糊，《医学研悦》作「灼」。
㉟□：此处底本模糊，《医学研悦》作「壁」。
㊱燥：《医学研悦》及《珍本医书集成》均作「躁」，可从。
㊲□：此处底本模糊，《医学研悦》作「暑」。
㊳□：此处底本模糊，《医学研悦》作「异」。
㊴□：此处底本模糊，《医学研悦》作「五」。
㊵□：此处底本模糊，《医学研悦》作「根」。
㊶氣：《医学研悦》及《珍本医书集成》均作「汤」。
㊷嗌（yì）：咽喉。
㊸悗（mán）：烦闷。
㊹丸：《医学研悦》及《珍本医书集成》均作「尤」。
㊺湩乳：马奶酒。
㊻復：《医学研悦》及《珍本医书集成》均作「服」。
㊼母：《医学研悦》及《珍本医书集成》均作「毋」。
㊽甦：「苏」的异体字。
㊾瘵（zhài）：指疾病。
㊿□□：底本模糊，《珍本医书集成》作「须臾」。
(51)□：底本模糊，《珍本医书集成》作「盖」。
(52)□：底本模糊，《珍本医书集成》作「晒」。

㊸笥（sì）：一种盛饭食或衣物的竹器。
㊹□□：此处底本模糊，《珍本医书集成》作『未开』。
㊺□：此处底本模糊，《医学研悦》作『然』。

图书在版编目（C I P）数据

中医古籍珍本集成 : 续. 内科卷. 内科摘要、伤暑全书 / 周仲瑛, 于文明主编. -- 长沙 : 湖南科学技术出版社, 2014.12
ISBN 978-7-5357-8538-1
Ⅰ. ①中… Ⅱ. ①周… ②于… Ⅲ. ①中国医药学－古籍－汇编②中医内科学－中国－明代③伤暑－中医治疗学－中国－明代 Ⅳ. ①R2-52
中国版本图书馆 CIP 数据核字(2014)第 300465 号

中医古籍珍本集成（续）【内科卷】
内科摘要 伤暑全书

总 策 划：王国强
总 主 编：周仲瑛　于文明
责任编辑：黄一九　喻　峰
文字编辑：任　妮
出版发行：湖南科学技术出版社
社　　址：长沙市湘雅路 276 号
　　　　　http://www.hnstp.com
湖南科学技术出版社天猫旗舰店网址：
　　　　　http://hnkjcbs.tmall.com
印　　刷：长沙超峰印刷有限公司
　　　　　（印装质量问题请直接与本厂联系）
厂　　址：宁乡县金洲新区泉洲北路 100 号
邮　　编：410600
出版日期：2014 年 12 月第 1 版第 1 次
开　　本：880mm×1230mm　1/32
印　　张：14.75
书　　号：ISBN 978-7-5357-8538-1
定　　价：98.00 元